10
36.

# PROJET DE RÉFORME,

SOLLICITÉ PAR LA RAISON PUBLIQUE,

## DANS L'INTÉRÈT DE L'HUMANITÉ.

SUIVI

DU RÉPERTOIRE

NÉCESSAIRE AUX AMIS DE LA SANTÉ.

> « Les méchans et les sots le repousseront,
> » tandis qu'au contraire les gens sensés l'ac-
> » cueilleront. »
>
> *Philosophie du bon sens.*

## PAR M. P. LE PELLETIER,

Ancien Chirurgien, Médecin-Accoucheur et Consultant;
Auteur de l'Opuscule intitulé : *Préservatifs à la portée
de tout le monde,* etc.

PRIX : 2 FRANCS.

# A PARIS,

CHEZ { L'AUTEUR, rue des Prouvaires, n° 4.
PICHARD, quai de Conti, n° 5 ; et autres libraires.

IMPRIMERIE DE LE NORMANT,
RUE DE SEINE, n° 8.

MDCCCXX.

# AUX PERSONNES DES DEUX SEXES.

Afin que le présent ouvrage puisse être mis dans les mains des personnes des deux sexes de toutes les classes de la société, et conséquemment profiter à tout le monde, l'auteur en a détaché et fait imprimer séparément les articles dont le sujet (quoique très-intéressant) pourroit alarmer la susceptibilité de quelques lecteurs. Ces articles sous le titre : *Remèdes contre la contagion provenant du dérèglement des mœurs*, composent un appendice ou supplément au Répertoire nécessaire aux amis de la santé. Prix : 75 centimes. Chez l'Auteur, rue des Prouvaires, n° 4, à Paris.

*( Il ne reçoit que les objets et les lettres affranchis. )*

# INTRODUCTION.

Au lieu de se conduire prudemment, suivant l'intelligence dont il est capable, l'homme s'abandonne inconsidérément à la versatilité. Il a donc besoin d'être ramené sous la bannière de la raison qu'il abandonne trop souvent : il faut l'engager à l'exercice des choses qui lui sont profitables ; l'obliger d'être heureux autant que sa nature le comporte, par de bons exemples, par des leçons répétées dans tous les temps de sa carrière, et, dans l'occasion, arrêter son attention et fixer sa volonté par le charme de quelques inventions, d'où doivent résulter son bien-être particulier et l'utilité générale : mais il faut encore mettre à sa portée, à sa vue, sous sa main, semer, pour ainsi dire, sous ses pas, ces préceptes et ces objets précieux, que dans ses momens lucides il pourra recueillir, pour remédier tôt ou tard à son incurie. Tel est le but que j'ai en vue dans le cours du présent opuscule.

Au surplus, si dans les articles *Eclaircissemens*, *Appel au Conseil d'Etat*, *Projet de Réforme*, etc. je récrimine contre mes antagonistes, j'y suis entraîné par la nature des vérités qui font la matière desdits articles, et c'est fortuitement que je fais ainsi moralement justice des tribulations que m'ont suscitées les envieux. Ces trois articles se prêtent un mutuel appui; ils présentent les élémens et les indices d'une opinion importante que j'ai cru devoir soumettre simultanément au *Conseil d'Etat*, *à la Chambre des Pairs et à celle des Députés*.

MM. les rédacteurs des œuvres périodiques, des journaux, gens de lettres et autres personnes bénévoles, qui me feront l'honneur de publier l'analyse du présent ouvrage, m'obligeront en m'adressant un exemplaire de leur travail à ce sujet. J'accueillerai avec reconnoissance les leçons profitables de la critique judicieuse et modérée.

(*Voyez ma Réponse aux Censeurs effrénés ; page* 88. )

# ÉCLAIRCISSEMENS

DONT L'OBJET

## INTÉRESSE LA SANTÉ ET LA VIE.

Des docteurs à longues oreilles, ayant pour suppôts la multitude ignorante, échos de toutes les inepties, de toutes les assertions de la mauvaise foi, qualifient du nom de charlatans, les ministres respectables de la santé, qui, à l'instar du divin Hippocrate et des médecins les plus distingués et les plus loyaux, exercent l'art de guérir dans son ensemble selon la méthode la plus véritablement profitable à l'humanité souffrante.

Si cette misérable qualification n'établissoit qu'un préjugé seulement ridicule, ce préjugé ne mériteroit pas d'être combattu; mais il est préjudiciable à tout le monde; car, nous ne pouvons le dissimuler, il s'est, à notre honte, propagé dans toutes les classes de la société! Il est donc urgent d'éclairer la religion publique à ce sujet; et, en attendant que de plus savans s'occupent dignement de cette tâche honorable, puisse-t-on agréer le présent essai, en considérant que je m'adresse moins à l'esprit qu'à la conscience des lecteurs!

De l'union des branches de la médecine, dans l'exercice de l'art de guérir, résultent l'efficacité, la force et les vertus salutaires de cette science. Aussi le médecin probe, qui sacrifie son intérêt personnel, en consacrant ses veilles et ses travaux au soulagement de l'humanité souffrante, s'occupe également de la connoissance des maladies, de la préparation des remèdes et de leur application;

mais cette précieuse méthode n'est guère usitée de nos jours, parce qu'elle contrarie la mollesse et la mignardise de nos modernes docteurs, qui tiennent beaucoup à la comique dignité de leur personne. Ces doctes novateurs auroient-ils raison, et se conduisent-ils mieux que ne le faisoit le vénérable vieillard de Cos, législateur sublime et fondateur de la médecine? L'esquisse du parallèle suivant éclaircira nos idées à ce sujet.

MÉTHODE *des Médecins modernes.*

En société avoir de la jactance ; au lit des malades, garder une contenance sérieuse et fière, cela en impose, fait expirer sur les lèvres du patient et des assistans les questions indiscrètes auxquelles on ne pourroit répondre sans se compromettre ; et quand le docteur daigne rompre le silence, c'est pour articuler des balivernes en examinant à peine le malade, auquel on explore la langue et le pouls par formalité, le touchant avec précaution du bout des doigts, crainte de malpropreté et de contagion; faire les visites le plus brièvement possible, comme en courant, pour se donner l'air d'être excédé d'affaires; ayant néanmoins soin de les multiplier en apparence dans l'intérêt du malade, mais véritablement pour grossir le mémoire des émolumens, griffonner une ordonnance que la plupart seroient fort en peine d'exécuter, et dont celui qui en a la capacité se garde scrupuleusement, parce que ce seroit *œuvre mécanique dérogatoire*, qui entraîneroit trop de responsabilité, et que l'intérêt du médecin doit impitoyablement rejeter au mépris des droits et de la sûreté des malades; puis enfin déclarer mystérieusement aux parens, amis ou connoissances du malade, que son état est menaçant et dangereux ; car, s'il arrive qu'il succombe, le profond savoir du docteur a pressenti la catastrophe ; et, dans le cas contraire, si, malgré toutes sortes de contrariétés, de soins trop officieux et maladroits, le patient guérit, alors le médecin peut s'attribuer la gloire de l'avoir ravi à la mort !!!

Telle est la méthode adroite et lucrative d'un certain nombre de nos modernes Esculapes ; je dis d'un certain nombre, ce qui sous-entend une exception ; car il seroit injuste d'appliquer indistinctement le portrait que je viens d'esquisser. Je n'entends pas critiquer mes contemporains, ni préconiser inconsidérément tous les procédés qui ont été usités dans les temps reculés. Sans doute, l'expérience des siècles passés est une mine précieuse et féconde à explorer ; mais il faut le faire avec discernement pour éviter ce qui est mauvais, afin de distinguer et d'admettre ce qui est bon et utile, suivant le système rationnel de la secte des éclétiques ; mais il est évident que la plupart des modernes, avec plus de moyens d'instruction que les anciens, exercent avec apathie et légèreté l'art important qui met à leur merci la santé et la vie des hommes. Heureusement pour le salut de l'humanité souffrante et l'honneur de la science, une minorité respectable conserve le feu sacré du savoir uni à la philantropie. Plusieurs même proclament courageusement les bons principes ; on en jugera par les citations suivantes :

« La science de l'homme malade constitue un » tout indivisible.

» L'étendue de la science ne justifie point les » limites arbitraires que l'on a voulu tracer entre » ses diverses parties. »

(A. RICHERAND, professeur de la Faculté de Médecine de Paris. *Dictionn. des Sciences médicales*, tom. V, pag. 81 et 82.)

« Les premiers qui consacrèrent leurs veilles
» et leurs travaux au soulagement de l'humanité
» souffrante, s'occupoient également de la con-
» noissance des maladies, de la préparation des
» remèdes, et de leur application. »

(A. BAUMÉ. *Introduction aux Elémens
de Pharmacie*, 7ᵉ édition, pag. 1.)

---

« Chez les anciens, les médecins faisoient eux-
» mêmes la pharmacie.
» En Chine, les médecins ont le même usage. »

(CADET DE GASSICOURT. *Dictionn. des
Sciences médicales*, tom. II, pag. 248.)

---

« Jusqu'au 12ᵉ siècle, les médecins préparoient
» eux-mêmes les médicamens, comme Hippocrate
» l'avoit fait, comme Galien le faisoit lui-même
» en son officine à Rome. »

(VIREY, docteur-médecin. *Dictionn. des
Sciences médicales*, tom. XI, pag. 173 et 174.)

---

« La science qui apprend à connoître et à
» traiter les maladies, offre un tout indivisible
» dans son étude; elle tend à son but, par trois
» sortes de moyens distincts, sous les noms de
» diététique, de chirurgie et de pharmacie, dont
» l'alliage indispensable dans l'enseignement est
» inévitable dans la pratique. » ( *Génie de l'Art*,
pag. 30, par A. RICHERAND, professeur de la
Faculté de Médecine de Paris.)

---

MÉTHODE D'HIPPOCRATE *et des Médecins les
plus célèbres et les plus exacts à remplir les
devoirs de leur profession.*

Au lit des malades, observer avec un soin ex-
trême, distinguer et classer savamment les symp-
tômes qui caractérisent la marche de la nature,

et qui, par leur ensemble ou leur succession, peuvent faire présager un danger plus ou moins imminent, ou un rétablissement gradué de la santé; en déduire l'option des moyens thérapeutiques: et pour éviter des méprises, sinon funestes, toujours préjudiciables aux malades, préparer et administrer soi-même, en temps opportun, les médicamens qu'on ordonne, et desquels on espère, à plus juste titre, le salut du patient. Tels étoient la méthode, le dévouement, la grave et honorable responsabilité des anciens médecins, amis, protecteurs sincères et passionnés des hommes, dont l'illustre Hippocrate offre, par son exemple, le parfait modèle.

L'arbre de la science, qui du sein d'Epidaure,
Va répandre ses fruits, du couchant à l'aurore,
Croît sur un trone unique, et ses rameaux sacrés,
En des faisceaux épars ne sont point séparés :
La nature en formant leur antique alliance,
A dans leur union placé leur bienfaisance.

( *Médecine Vengée*, fin du chant 3e, édition de 1819.)

## CONCLUSION.

La méthode d'Hippocrate, suivant laquelle le médecin exerce l'art de guérir dans toute sa plénitude, offre évidemment plus de sûreté aux malades; et quoi qu'en disent ceux qui la critiquent, il est clair que les praticiens qui suivent cette méthode, loin de mériter aucun blâme (*d'être appelé charlatan*), ont, au contraire, des droits à la reconnoissance de leurs contemporains, et même de la postérité, pour avoir lutté courageusement contre les innovations pernicieuses, et perpétué l'usage des bons principes dans l'exercice de la science de l'homme, qui, tel que le dit l'illustre professeur A. Richerand, offre un tout indivisible.

# APPEL

## AU CONSEIL D'ÉTAT,
## A LA CHAMBRE DES PAIRS,
## ET A CELLE DES DÉPUTÉS;

*Tendant à provoquer la révision des lois qui régissent l'exercice de la Médecine.*

> « Quand cessera-t-on de morceler une
> » science dans laquelle tout se confond,
> » d'autant plus parfaitement qu'elle n'a
> » qu'un point de départ, l'homme en
> » santé ? »
>
> ( Nacquart, docteur-médecin,
> *Dictionn. des Sciences médicales*,
> tom. VIII, pag. 89. )

EXCELLENCES ET MESSIEURS,

Sɪ telle que le supposent les apothicaires, la loi du 21 germinal an XI, entend séparer la pharmacie de l'exercice de la médecine, pour la leur concéder à l'exclusion même des médecins, alors cette loi établit un obstacle inconsidéré aux découvertes et aux succès de l'art de guérir; c'est un grand préjudice étrangement porté à l'humanité souffrante; cette loi détruit la liberté indispensable à la profession de médecin. Elle est un contre-sens déplorable, qui donne pouvoir aux apothicaires d'interdire les médecins au gré de leur usurpation et jalousie, d'où ne peuvent résulter que des vexations, ainsi que j'en offre en ma personne l'un des exemples et la victime. Le récit suivant éclaircira ce fait.

Il y a cinquante ans, n'étant encore qu'élève en chirurgie, que j'imaginai de déguiser l'aspect dégoûtant et la saveur nauséabonde des drogues purgatives, sous la forme gracieuse et le goût d'un Biscuit.

Ce procédé plut et acquit bientôt une telle vogue qu'il excita la cupidité des contrefacteurs.

Cette invention, constamment salutaire sous mes auspices, est néanmoins devenue un objet de discorde et la source des chicanes que m'ont suscitées les apothicaires, parce qu'ils se sont dit que mon Biscuit médical portoit préjudice au débit de la manne, du séné, de la rhubarbe et autres drogues purgatives. D'après ce, ils résolurent de m'évincer de mon droit d'auteur, à l'effet de s'approprier le débit exclusif de ce genre de médicament ; et, sous le subterfuge des règlemens concernant la police de la pharmacie, ils ont, à différentes reprises, depuis vingt ans, provoqué et concouru *en suppôts de police*, à la violation de mon domicile, où ils ont exercé des visites inquisitoriales, sous prétexte que j'étois en contravention auxdits règlemens de police, en vertu desquels les apothicaires prétendent à leur tour dicter des ordres aux médecins, et leur interdire le libre exercice de leur profession, ou au moins en circonscrire les fonctions, en leur défendant la moindre main-d'œuvre de la pharmacie, même, d'avoir de précaution des médicamens chez eux, jusqu'à vouloir les empêcher de faire valoir à la guérison des malades, les bienfaisans médicamens dont ils sont les inventeurs et les propriétaires, et sur lesquels les apothicaires veulent aussi s'arroger des droits exclusifs.

Parce que, par une apathie très-imprudente, les médecins feignent de ne pas s'apercevoir que les apothicaires les supplantent dans leurs fonctions en consultant les malades, et les traitant *ab hoc, ab hac*, ces messieurs ne mettent plus de bornes à leur ambition, et veulent entièrement secouer le joug, et faire la loi à leurs maitres ! Les apothicaires ne sont-ils plus les aides subalternes des médecins ?

Cependant tout le monde sait, à n'en pouvoir douter, que ce sont les médecins qui, d'après l'étude qu'ils ont faite des qualités physiques et chimiques des diverses substances offertes par les différens règnes de la nature, les nomment médicinales, quand, par suite de leurs recherches expérimentales, ils leur découvrent la propriété de rétablir la santé. Ce sont les médecins qui en ordonnent sciemment la préparation, la combinaison ; qui en prescrivent l'usage extérieur ou intérieur ; qui en suivent et en dirigent les effets, et acquièrent par leurs observations la connoissance de leurs vertus positives. Donc les apothicaires, à l'égard de l'exercice de la pharmacie, ne sont que des instrumens accessoires dont les médecins s'aident à leur gré ; et l'abus qui a institué les apothicaires, ne dépossède pas les médecins laborieux du travail pharmaceutique, parce qu'il est inhérent à l'exercice de la médecine, et qu'aucune loi raisonnable ne peut le leur interdire, tel que voudroient l'insinuer l'erreur des uns et la mauvaise foi des autres.

D'après l'exposé ci-dessus, on concevra clairement que les règlemens concernant la pharmacie ne peuvent être opposés de bonne foi aux médecins, qui sont directeurs suprêmes en l'art de guérir. Donc ne sont passibles des règlemens concernant ladite pharmacie, que les apothicaires eux-mêmes et les personnes qui sont étrangères à l'exercice de la médecine, n'ayant pas les connoissances requises, et entre les mains desquelles les substances dites médicinales pourroient être chose déplacée et dangereuse.

Ceci est de droit naturel ; mais, attendu le silence de la loi qui ne s'explique nullement à cet égard, il est, je pense, convenable de reviser notamment les articles du titre IV de la loi du 21 germinal an XI, pour en abroger les erreurs et suppléer à ses omissions; pourquoi j'ai l'honneur de vous adresser le présent appel, et de vous prier de résoudre catégoriquement, les sept propositions suivantes, si leur objet peut en effet être utile à mes concitoyens; abstraction faite, et en m'excusant de la forme peut-être insolite, sous laquelle j'en fais ici l'exposition, vu mon ignorance des formalités à observer, et la pureté de mes intentions.

## MOTIFS.

Désirant qu'il soit remédié aux nuisibles et vaines distinctions qui tendent à isoler comme étrangères les unes des autres, les personnes qui cultivent et professent la médecine, et réunir les diverses branches de cette science, dont des hommes, plus spécieux que sensés, ont insinué le morcellement, je vous supplie d'examiner et de prendre en considération les propositions suivantes, suggérées par la raison, les autorités citées pages 7, 8 et 9 des précédens Eclaircissemens, et celle de l'épigraphe, page 10 du titre de la présente pétition :

1° La science de l'homme constitue un tout indivisible, et les différentes parties qui constituent l'art de guérir, sont inséparables dans la pratique de la médecine;

2° Désormais le terme générique de *médecin* sera le seul par lequel on désignera celui qui, en vertu de diplôme, exerce la médecine, tel qu'il est dit en l'article 3 ci-dessous;

3° Le médecin probe qui consacre ses veilles et ses travaux au soulagement de l'humanité souffrante s'occupe également de la connoissance des maladies, de la préparation des remèdes, et de leur application;

4° Le médecin est aussi fondé à se faire rembourser le prix des médicamens dont il a fait les avances, qu'à recevoir les honoraires de ses visites et de ses opérations ;

5° Sous le bon plaisir des médecins, et à titre d'aides subalternes, les apothicaires exerceront uniquement la pharmacie, isolément aux autres branches de l'art de guérir ; mais non à l'exclusion des médecins qui sont leurs instituteurs et leurs maîtres. Pourquoi les apothicaires se conformeront exactement aux ordonnances des médecins ;

6° Il est constant que la pharmacie est une branche inhérente à l'exercice plein et entier de la médecine ; pourquoi la qualité de médecin, légalement conférée, réunit tous les pouvoirs relatifs à l'art de guérir ; mais l'exercice de la pharmacie ne donne pas le droit de faire la médecine :

7° Les règlemens relatifs à la police de la pharmacie concernent les apothicaires et toutes les personnes qui n'ont point titres de médecin. Donc il est expressément défendu de troubler le libre exercice d'aucun médecin, sous le subterfuge des règlemens de police, concernant la pharmacie.

J'ai l'honneur d'être, avec la plus haute estime et le plus profond respect,

Excellences et Messieurs,

*Votre très-humble*
*et très-obéissant serviteur,*

**M. P. LEPELLETIER.**

# PROJET
# DE RÉFORME,

SOLLICITÉ PAR LA RAISON PUBLIQUE,

## DANS L'INTÉRÊT DE L'HUMANITÉ.

En théorie, la médecine est une science libérale : mise en pratique, l'esprit et la main concourent simultanément à ses actes consolateurs, secourables et salutaires. C'est donc une vanité bien ridicule que celle qu'affectent certains docteurs qui veulent faire accroire que la main-d'œuvre inhérente à l'exercice de la médecine, est dérogatoire; telle, par exemple, que celle de la préparation des remèdes, chose pourtant aussi nécessaire au traitement des maladies, que le toucher, l'examen du pouls, le manuel opératoire, etc.

Il est de fait que l'art de guérir offre un tout indivisible (*Voyez les autorités citées pages* 7, 8 *et* 9), et qu'on n'en pourroit isoler une branche, sans nuire au tronc de l'arbre de cette science, et empêcher sa fructification. Un médecin probe ne peut se dispenser d'exercer l'art de guérir dans sa plénitude, autant que ses facultés intellectuelles, son instruction et l'expérience le lui permettent. Certainement il ne déroge point, en se consacrant bénévolement à tout ce qui peut contribuer au soulagement et à la conservation de l'homme : ceux qui se targuent d'un préjugé contraire, j'entends de la ridicule vanité dont j'ai parlé au commencement du présent article, c'est, franchement parlant, pour voiler leur égoïsme et leur paresse.

Comment, disent ces docteurs, cumuler la pratique de la pharmacie avec l'exercice des autres branches de la médecine? cela seroit trop fatigant et compromettroit nos intérêts; les malades s'acquittent déjà assez mal des honoraires attachés à nos visites : comment nous rembourseroient-ils le prix des médicamens que nous serions obligés de leur fournir? Prononçons-nous contre cet usage des médecins du bon vieux temps, et si de nos jours, ajoutent les mêmes docteurs, quelques collègues ou confrères osent agir autrement, nous les dénigrerons dans l'opinion publique, en les accusant hautement de charlatanisme, et tels que des intrus, nous les abandonnerons à la merci de la police, et déchaînerons contre eux toutes les tribulations.

Mais, objecteront les personnes mal informées et celles qui ont intérêt à taire la vérité, MM. les médecins pourroient-ils en effet suffire aux besoins des malades, s'ils cumuloient les travaux pharmaceutiques avec leurs autres fonctions?

Pas de doute; rien n'est plus naturel : Hippocrate, le père de la médecine, ses illustres successeurs, tous ses judicieux et courageux imitateurs, guérissoient-ils moins habilement en exerçant la médecine dans sa plénitude? D'ailleurs, est-ce la multiplicité, la confusion ou la complication monstrueuse et dispendieuse des drogues qui rend un traitement plus efficace? Non, l'expérience démontre que les procédés les plus simples sont les plus salutaires; et avant tout, et par-dessus tout, le régime de vivre, le régime diététique, dont les moyens gracieux sont confectionnés dans les offices culinaires, offre les ressources les plus énergiques et les plus utiles.

Pour quelques cas extraordinaires, ajoutez au régime diététique si souvent victorieux, trente substances exclusivement dites médicinales, dont l'administration isolée ou combinée, est chose facile pour un médecin, qui, réduisant en conscience le manuel de la pharmacie à ses élémens véritablement nécessaires, n'aura alors qu'un travail très-borné, relativement à ladite pharmacie, et conséquemment aisé à cumuler avec ses autres devoirs, tous inséparables les uns des autres. D'où suit que les apothicaires sont inutiles, et de plus, que l'intérêt universel commande même l'annihilation de cette superbe corporation, toutefois avec les précautions convenables ci-après indiquées.

D'abord remarquons la ruse des apothicaires, aux fins de s'approprier les recettes spéciales, pour en user à leur guise et profit. Voyez le ton ridiculement doctoral avec lequel ils disent effrontément qu'il n'appartient qu'aux charlatans de tenir leurs procédés secrets. Selon ce sophisme, sont charlatans les médecins qui ne veulent pas se déposséder de leur recette pour leur service. Ainsi, on appelle charlatans des hommes discrets, parce qu'ils ne livrent pas leurs procédés aux commentaires, aux conjectures, aux argumens captieux des fourbes et des faux savans, au gré des exactions, et dans l'intérêt de la charlatanerie de messieurs les apothicaires. Pourquoi je leur rétorque avec justice cette qualité, qu'ils jettent si imprudemment à la tête des personnes qui ne le méritent pas. En effet, existe-t-il aucun être dans le règne animal qui, plus que certains apothicaires, mérite le nom de charlatan? Est-il une seule profession comparable à la leur, dont le charlatanisme soit si intégrant, si impudent, et, qui pis est, si barbare, puisqu'il se joue de la crédulité de ses victimes, pour ne rien dire de plus révoltant?

Cependant, par cette ruse grossière, les apothicaires en imposent à la délicatesse de quelques médecins pusillanimes, lesquels se laissent extorquer les recettes, fruits de leurs veilles, de leurs recherches et de leurs expériences : mais ces bonnes recettes et tant d'autres non moins merveilleuses, entassées dans nos volumineux codex, semblent, pour la plupart, en passant par la main des apothicaires, avoir perdu les vertus qu'elles manifestoient sous l'administration de leurs auteurs ; sans doute parce que les apothicaires les confectionnent inexactement, qu'ils y substituent l'une à l'autre substance, et que souvent ils y emploient des drogues sophistiquées, et, qui pis est, s'ingèrent de les administrer, malgré leur incapacité. Hélas ! combien de personnes ont été victimes de leurs imprudentes ordonnances et de leurs intempestives fournitures ; que d'individus attaqués du croup périssent de suffocation, durant l'usage des looks fournis par l'ordonnance privée des apothicaires ! Combien de simples rhumes dégénèrent en phthisie pulmonaire, ou autres maladies mortelles des organes respiratoires, grâces aux tablettes, pastilles, potions et sirops dits pectoraux ! Combien de méprises funestes, dont s'excusent les maîtres apothicaires, en les attribuant à l'impéritie de leurs élèves, ont compromis la santé et la vie des particuliers ! Mais qu'importent à leur avide cupidité la santé et la vie des hommes ? Dans tous les cas, ils n'en persistent pas moins à supplanter hardiment les médecins dans leurs fonctions, en consultant et en traitant les malades à tort et à travers, de sorte que ces déplorables victimes de l'impéritie et d'un barbare charlatanisme, ne recourent aux médecins qu'après que leur santé est ruinée sans ressources, et qu'enfin, la vie chancelante menace de les abandonner.

Cet état de choses est connu de tout le monde,

et doit éveiller l'attention de tous les gens de
bien, en même temps que celle des docteurs qui
doivent enfin reconnoître que pour le salut des
malades, les médecins n'eussent jamais dû confier
à d'autres mains qu'aux leurs le travail pharma-
centique dont l'exactitude ou les négligences ont
tant d'influence sur le traitement, la guerison et
l'issue des maladies.

Qu'on réfléchisse sur les dangers auxquels on
s'expose en plaçant sa confiance dans les apothicaires, non seulement par ce que je viens d'en
exposer, mais par le récit ci-dessous transcrit,
sorti de la plume d'un homme remarquable dans
cette profession.

« Il existe beaucoup d'abus dans l'exercice des
» apothicaires.

» Beaucoup n'ont pas assez d'instruction pour
» bien faire leur état.

» Le besoin de soutenir la concurrence et de
» subvenir aux frais d'une officine, peut rendre
» moins délicat sur le choix des médicamens,
» sur l'exactitude de leur préparation.

» Pour qu'un apothicaire ne soit tenté ni de
» faire la médecine, ni de substituer une subs-
» tance commune à une substance chére, ni
» d'altérer les prescriptions, il faut que, toujours
» au-dessus du besoin, il soit assez considéré
» pour craindre de nuire à sa réputation en imi-
» tant les charlatans. »

(CADET DE GASSICOURT. *Dictionn des
Sciences médicales*, tom. II, pag. 249 et 250.)

Les abus crians, les usurpations pernicieuses
dont un grand nombre d'apothicaires se rendent
journellement coupables, établissent l'urgence d'y
remédier. Ce remède consiste à les réformer. Il
suffit pour cela d'un accord de volonté bien pro-
noncé de l'autorité publique et des médecins; que
ces derniers consentent unanimement à renoncer

désormais à l'orgueil vain, à l'égoïsme qui les empêchent de s'acquitter de leurs fonctions selon l'intérêt de l'humanité, suivant la méthode du sublime législateur (*Voyez Méthode d'Hippocrate*, p. 8 et 9), pas de doute qu'aussitôt que les médecins exerceront l'art de guérir dans sa plénitude, ils n'auront que faire des indiscrets et dangereux services des apothicaires. La routine, l'ignorance et la sottise pourront peut-être prolonger de quelques jours l'existence de ces marchands de drogues, qui, incessamment déconsidérés et délaisés, seront contraints, faute de dupes, de clore pour toujours ces magnifiques boutiques, qui ne resplendissent d'or, de cristaux, et de lumières, qu'aux dépens de la crédulité, etc. etc. etc.

Mais en annihilant cette corporation, il faut simultanément instituer et attacher à chaque Faculté de médecine un laboratoire de pharmacie, lequel sera dirigé par trois professeurs de la Faculté, qui, chefs à tour de rôle, se suppléeront successivement: le service et le matériel des travaux de ce laboratoire seront faits, aussi à tour de rôle, par des élèves en médecine.

Un seul laboratoire, dit magasin médicinal central, sera établi par chaque arrondissement facultatif.

Sous la surveillance de la Faculté de médecine, il sera tenu avec le plus grand soin, à la disposition des médecins, les substances premières et certains médicamens, que, vu la position particulière à chaque docteur, quelques uns ne voudroient pas confectionner par eux-mêmes, parce qu'il est entendu qu'ils ont le droit d'avoir à volonté chez eux toutes les substances naturelles et artificielles, desquelles ils ne doivent aucun compte a qui que ce soit, leur domicile et leur personne étant inviolables, relativement à tout ce qui a rapport à l'exercice de la médecine. Le bénéfice de la rétribution provenant

du débit des objets issus du magasin médicinal,
sera appliqué aux frais de son établissement et
de son administration ; le surplus aux honoraires
des professeurs et autres charges de la Faculté
de médecine.

En admettant que l'autorité publique ait ac-
cueilli le présent Projet de Réforme, pour le
mettre à exécution, son intervention seroit très-
nécessaire, même indispensable, afin de diriger
vers son but les docteurs qui par état sembleroient
devoir mettre le plus grand zèle à son exécution ;
entre lesquels, au contraire, on rencontreroit l'op-
position la plus opiniâtre. A cet égard, je me
borne à répéter ici les raisons qu'en donne l'un
de ces savans :

« On voudroit en vain le dissimuler, il arrive
» quelquefois que, dans les disputes qui s'élèvent
» sur des objets de médecine, l'esprit de parti,
» la prévention qui en résulte, l'amour-propre,
» quelques vues particulières d'intérêt, viennent
» aigrir les esprits, et rendent les discussions in-
» terminables. »

(*Dissertation sur la dignité de la médecine*, 1809; par A. J. LEJUMEAU DE KER-
GARADEC, docteur-médecin.)

Gens de bien de toutes les classes de la société,
vous vous évertuerez sans doute à vous garantir,
à l'avenir, des procédés malfaisans si justement
reprochés aux apothicaires. Vous tiendrez à honneur de vous unir d'intention et de concourir,
autant qu'il sera en votre pouvoir, à l'annihilation de cette corporation, par esprit de justice,
pour votre sécurité, celle de vos proches, et
l'intérêt universel.

Je livre à la perspicacité de MM. les docteurs,
membres influens, directeurs et coopérateurs du
gouvernement, des universités et de l'instruction
publique, les développemens dont sont suscep-

tibles les indices exposés dans le **Projet de Ré-**
**forme** dont est ici question. Je ne me dissimule
pas les entraves qu'opposeront à son exécution,
les membres, les adhérens partisans et les protecteurs de la corporation des apothicaires. Les
bornes de ma vie m'empêcheront sans doute,
d'en voir l'issue ; mais j'aurai du moins l'honneur
d'avoir posé la première pierre fondamentale de
cet institut de la santé, que, *grâce à la Provi-*
*dence*, les hommes établiront tôt ou tard à leur
sûreté.

---

## APERÇU

*Concernant le nombre des Médecins limité en raison de la*
*population, etc.*

Les honoraires attachés aux chaires de MM. les professeurs
de la Faculté de médecine, s'accroissent en proportion du plus
grand nombre de récipiendaires : de là les réceptions indéfinies,
au point qu'il y aura bientôt autant de médecins que de malades.
(*Il seroit fastidieux d'exposer ici les fâcheuses conséquences de*
*cet état de choses.*) Ne seroit-il pas plus convenable de limiter
le nombre des médecins en raison de la population ; par exemple,
au nombre de deux mille pour vingt-quatre millions d'âmes ?
cela donneroit un médecin pour deux mille individus.

Le nombre des élèves en médecine seroit aussi limité, mais au
double du nombre des médecins, c'est-à-dire à vingt-quatre mille.
Ils ne seroient admis en ce titre, qu'à l'âge de quinze ans, aux
conditions préalables d'être doués d'une bonne constitution, d'un
physique gracieux, et sans la moindre difformité, possédant les
langues latine et française, ayant fait leur rhétorique et leur phi-
losophie, appartenant à des familles honnêtes, en état de les soutenir durant tout le temps des études médicales, fixées à dix années
consécutives, attendu qu'ils ne pourront être admis à succéder
aux médecins prémourans, qu'à l'âge de vingt-cinq ans. D'ailleurs le nombre des docteurs que l'on recevroit annuellement,
seroit réglé sur celui des démissions et des décès, afin de ne
jamais excéder le nombre ordonné par la loi.

# REPERTOIRE

NÉCESSAIRE

## AUX AMIS DE LA SANTÉ,

EXPOSANT

## PLUSIEURS REMÈDES PRÉCIEUX;

Semé de quelques observations extraordinaires et curieuses
au sujet du Ver solitaire, de la Goutte, des Dartres, du
Biscuit-Médical, etc. etc.

## PAR M. P. LE PELLETIER,

ANCIEN CHIRURGIEN, MÉDECIN-ACCOUCHEUR ET CONSULTANT.

*Auteur de plusieurs Mémoires relatifs à l'art
de guérir.*

## A PARIS,

Chez { L'AUTEUR, rue des Prouvaires, n° 4.
PICHARD, quai de Conti, n° 5; et autres libraires.

MDCCCXX.

# REMARQUES ESSENTIELLES.

Il arrive souvent que différentes personnes se plaignent que les lettres adressées à M. Le Pelletier, médecin-consultant, etc. sont restées sans réponse. On évitera cet inconvénient en ayant la précaution d'affranchir les lettres et tous les objets qu'on veut lui faire parvenir. En outre, il faut ajouter cinq francs *pour avoir réponse à la consultation.*

Tous les jours ouvrables, depuis le matin jusqu'à quatre heures de l'après-midi, et le dimanche jusqu'à une heure de relevée, les personnes des deux sexes pourront, comme ci-devant, consulter M. Le Pelletier, ancien chirurgien-accoucheur et médecin-consultant, en son Cabinet, rue des Prouvaires, n° 4, au premier, près la rue Saint-Honoré, à Paris.

Il envoie aux personnes éloignées qui le demandent, les médicamens spécifiques nécessaires à la guérison des maladies pour lesquelles on l'a consulté, avec l'ordonnance ou l'instruction sur la manière facile d'en user, toutefois après qu'il en a reçu le prix.

# REMARQUES ESSENTIELLES.

Il arrive souvent que différentes personnes se plaignent que les lettres adressées à M. Le Pelletier, médecin-consultant, etc. sont restées sans réponse. On évitera cet inconvénient en ayant la précaution d'affranchir les lettres et tous les objets qu'on veut lui faire parvenir. En outre, il faut ajouter cinq francs *pour avoir réponse à la consultation.*

Tous les jours ouvrables, depuis le matin jusqu'à quatre heures de l'après-midi, et le dimanche jusqu'à une heure de relevée, les personnes des deux sexes pourront, comme ci-devant, consulter M. Le Pelletier, ancien chirurgien-accoucheur et médecin-consultant, en son Cabinet, rue des Prouvaires, n° 4, au premier, près la rue Saint-Honoré, à Paris.

Il envoie aux personnes éloignées qui le demandent, les médicamens spécifiques nécessaires à la guérison des maladies pour lesquelles on l'a consulté, avec l'ordonnance ou l'instruction sur la manière facile d'en user, toutefois après qu'il en a reçu le prix.

Pour remplir, autant que possible, ce double but :

1°. Il faut se livrer à un exercice doux, se tenir propre du corps et dans ses vêtemens; respirer un air libre et pur, soit en promenade, ou renouvelé plusieurs fois par jour dans les lieux qu'on habite.

2°. Il est essentiel de porter son attention à conserver l'intégrité de la digestion, en mangeant modérément des alimens choisis, analogues aux forces de son estomac, et à l'état ou l'on se trouve. Les substances nourricières les plus simples et les boissons les plus douces sont les plus salutaires.

3°. Il faut s'abriter contre la froidure, et se garantir du trop de chaleur; car le froid débilite et paralyse les élémens de la vie, et la trop grande chaleur en exalte les principes et la consume rapidement. Il faut donc se procurer une température moyenne en rapport à son tempérament.

4°. Il faut éviter la colère : son effet est celui d'une tempête qui ravage et détruit; elle bouleverse toutes les facultés, et laisse des traces funestes.

5°. Il faut maîtriser ses passions au point de n'en conserver que le *stimulus* léger propre à garantir de la froide indifférence et de l'inertie.

6°. Il faut user rarement et avec retenue de la volupté; elle irrite l'appareil sensitif, épuise les facultés vitales, porte le trouble dans la circulation, d'où découlent les effets les plus dangereux.

7°. Enfin, quand par accident, la santé s'intervertit, on a recours à l'art de guérir. (*Voyez page 24, Remarques essentielles.*)

# L'IMPOSTEUR MYSTIFIÉ,

OU

## CONFÉRENCE CURIEUSE,

QUI A EU LIEU EN MAI 1816,

*Entre Madame de B*** et M. Le Pelletier, chirurgien-accoucheur et médecin-consultant.*

### ANECDOTE.

M^me de B***. — Votre célébrité, Monsieur, et les merveilleux effets que j'ai vus résulter de l'usage des spécifiques dont vous êtes l'auteur, m'ont fait prendre la résolution de conférer avec vous au sujet du phénomène que présente ma constitution, afin de suivre vos avis; mais je vous le déclare à l'insu de mon docteur ordinaire, M.***.

M. Le Pelletier. — Pourquoi, Madame, à l'insu de M. votre docteur? S'il a l'avantage de vous donner ses soins depuis quelques années, il doit, mieux que moi, juger votre état et vos besoins.

M^me de B***. — Mon docteur m'a été donné par feu ma mère, dont il étoit le médecin. Je ne le crois pas sans mérite, et j'avoue que je me ferois scrupule de rompre avec lui; d'ailleurs il a cela d'agréable pour moi, qu'il me témoigne beaucoup d'attachement; que sa résidence n'est pas éloignée de la mienne, et qu'il se rend de suite avec empressement à mon invitation. Mais un sujet qui me surprend beaucoup de sa part, c'est la ridicule partialité qu'il manifeste contre votre Biscuit-Médical, malgré l'évidence des faits qui militent en faveur de cette agréable et bonne découverte.

**M. Le Pelletier.** — Quel rapport peut avoir cette circonstance avec le phénomène que présente votre constitution? et comment se peut-il que M *** montre une injuste partialité contre mon Biscuit-Médical, lui qui me fait tant d'amitié quand il me rencontre, et qui me répète jusqu'à la satiété qu'il prône mon Biscuit à toutes ses connoissances, et que, d'après sa recommandation, il doit avoir un grand débit? Pourquoi agiroit-il contradictoirement? La fortune dont il jouit doit le mettre au-dessus de cette basse jalousie d'état, partage vulgaire des misérables que la médiocrité de leur talent condamne à l'obscurité.

**Mme de B***.** — Entre nous soit dit, mon docteur est envieux par caractère, et de ces êtres vains qui voudroient faire accroire qu'ils sont seuls capables.

**M. Le Pelletier.** — Je lui croyois de meilleurs principes; mais revenons au motif spécial de notre conférence, et faites-moi, s'il vous plaît, Madame, l'exposé du phénomène qui vous concerne.

**Mme de B***.** — Ce que je viens de vous dire est un préambule nécessaire à l'éclaircissement de ce qui me reste à vous confier.

Depuis que je suis malade, j'ai beaucoup perdu de la fraîcheur et de la fermeté de mes chairs; néanmoins, à l'embonpoint passable que je possède encore, les personnes aux yeux desquelles je suis étrangère peuvent me croire douée de la santé la plus satisfaisante; mais quand on a entendu mes doléances, on trouve ma physionomie bien trompeuse..... Je n'ai point d'appétit; tous les alimens me paroissent amers: voyez ma langue. Depuis trois mois elle est en cet état (*couverte de saburres*). Conséquemment je mange peu, péniblement, et digère mal; j'ai le pouls nerveux: touchez-le... J'ai la respiration laborieuse; je suis accablée de maux d'estomac, de migraine, de vapeurs, de malaise universel et d'insomnie, ce qui décèle, dit mon docteur, un état gastrique et le besoin absolu de la purgation. Pourtant, depuis trois mois que mon fâcheux état persévère et s'accroît, mon docteur n'a pu jusqu'à présent réussir à me purger : ce que j'ai pris selon ses ordonnances, tout ce qu'il m'a administré, ou est resté sans effet, ou n'a pas séjourné deux secondes dans mon estomac, qu'un soudain vomissement l'en a expulsé. Tel est le phénomène qu'offre mon tempérament. Mais voici une observation dont nous pourrons peut-être tirer une induction favorable :

M<sup>me</sup> la baronne de***, ma sœur et mon amie, étoit (*il y a environ un an* ) dans l'état déplorable où je suis présentement; elle n'obtenoit aucun soulagement à ses souffrances, des nombreux secours qu'elle usita successivement et inutilement durant deux mois consécutifs, lorsque, sur l'avis de sa femme-de-chambre (*avis qui fut gracieusement sanctionné du médecin de ma sœur* ), elle eut recours à votre Biscuit Médical, lequel opéra merveilleusement, et lui rendit inopinément la santé la plus florissante.

M. Le Pelletier. — En effet, il est probable qu'il existe beaucoup d'analogie entre votre constitution et celle de madame votre sœur, et que ce qui est propice à l'une de vous deux pourroit pareillement être utile à l'autre; de plus, je ne vois aucun danger à en faire l'expérience dans le cas qui vous concerne, lors même qu'il n'y auroit point de parité entre vous et madame la baronne.

M<sup>me</sup> de B***. — D'après cette idée, il y a quatre jours que je racontois ce fait à mon docteur, en lui témoignant ma disposition à user de votre Biscuit-Médical, dans l'espérance d'en obtenir le même bienfait que ma sœur en a recueilli; mais mon docteur reprit vivement d'un air effaré : *Gardez-vous-en bien, Madame! si vous usez de ce biscuit, je ne réponds pas de vous : vous êtes une femme perdue!* Cependant, ajoutai-je, ce biscuit a pareillement bien opéré sur plusieurs autres dames de ma connoissance, sur leurs enfans, sur leurs maris ; et toutes ces personnes, dans le dessein de rendre service à l'humanité, se font un devoir de le recommander, et même plusieurs de vos confrères le conseillent. En outre, voyez les pièces probantes concernant ledit Biscuit-Médical, adressées à Son Exc. le Ministre-Secrétaire-d'État de l'intérieur.

Mon docteur dépité, répliqua : *Je vous remercie, Madame, de vos admirables avis... Que je voie les Pièces probantes... Vraiment je passerai mon temps à lire des fadaises. Quant à ces personnes que vous citez, qu'est-ce que cela prouve ?... Qu'il y a des extravagans et des idiots dans toutes les classes de la société. Au reste, Madame, pour suivre vos caprices, vous n'avez que faire de mes conseils. Puisse, au moins, la religion conserver assez d'empire sur vous pour vous empêcher de vous empoisonner ! Je vous salue.* —Écoutez, écoutez, docteur : votre saint emportement m'a dessillé les yeux, et me dispose à profiter, autant que possible, de votre zèle pour mon salut. Au fait, depuis plusieurs mois vous répétez la déclaration du besoin urgent que j'ai de la purgation, et dirigez votre art pour en obtenir l'effet ; si vos tentatives n'ont point jusqu'alors eu le succès désiré, peut-être touchons-nous au moment d'atteindre ce but, vous, par une nouvelle ordonnance que je requiers, et que vous allez me donner, et moi, par ma docilité à suivre vos avis. — Mon docteur, se mettant à écrire, me dit gravement : *Je me ferois un crime énorme de vous abandonner à votre légereté ; je craindrois même d'affliger l'ombre de feue madame votre mère, qui, de son vivant, vous a si expressément et si tendrement recommandée à ma surveillance officieuse ; et vous, Madame, vous ne serez pas fille assez dénaturée pour oser troubler ainsi sa béatitude... Tenez, voilà mon ordonnance, celle-ci remplira probablement notre attente; dans le cas contraire, j'en ai encore dans la mémoire deux cents autres à votre service.* — C'est bien, docteur, vous serez témoin de ma ponctualité.

Par une arrière-pensée, dont la connoissance du projet subséquent vous exposera la prévision, mon docteur m'avoit à peine quittée que je résolus d'essayer furtivement, le surlendemain, la recette qu'il venoit de me remettre, me proposant de l'en féliciter dans le cas où elle opéreroit l'effet désiré d'une bonne médecine; mais je n'ai obtenu de son usage que beaucoup d'irritation à la gorge, de chaleur et de violentes coliques dans les entrailles, auxquels accidens j'ai heureusement remédié en buvant beaucoup de petit lait, d'eau de veau et de poulet: enfin, Monsieur, il faut vous dévoiler toute ma pensée et mes inquiétudes... Malgré le respect que je voue à mon docteur, il me vient à l'esprit que, du train qu'il y va, si je le laisse faire, il m'administrera successivement toutes les compositions pharmaceutiques imaginées depuis la création. Cela commence à m'effrayer, et m'a suggéré l'idée d'un projet que voici, et que je mettrai à exécution si vous m'assurez qu'il ne peut entraîner aucun danger. Alors dès demain matin, sans plus différer, je prendrai une dose de votre Biscuit-Médical; je ferai venir mon docteur pour en suivre l'effet, en lui faisant croire que je m'administre suivant sa dernière ordonnance, à moins qu'il n'arrive mal; car je serois forcée, dans ce cas, de lui déclarer la vérité, afin qu'il puisse, avec connoissance de cause, remédier aux désordres inopinés, s'il y avoit lieu.

M. Le Pelletier. — Il n'y a rien de dangereux pour vous, Madame, dans l'exécution du projet que vous soumettez à mon avis; au contraire, il ne peut que vous être profitable, je vous en donne

ma parole : alors vous verrez M. votre docteur
faire implicitement les plus grands éloges de mon
Biscuit - Médical, en  s'attribuant  ridiculement
l'honneur de ses heureux effets, dans la présomption qu'ils résultent de la prétendue efficacité de
sa dernière ordonnance. Dans cette circonstance
je puis en outre vous a surer, Madame, que vous
n'êtes pas la première, et ne serez vraisemblablement pas la dernière à me procurer, par une telle
mystification de mes détracteurs, une secrète et
innocente vengeance, et la justice la plus légitime.

M^me de B***. — Je suis satisfaite de la manière franche dont vous avez levé mes doutes; je
vous promets, Monsieur, de suivre votre avis
sans la moindre infraction, parce que vous m'ins-
pirez toute confiance.

*Conclusion.* — En effet, M^me de B* * a tenu
parole, et de même que M^me la baronne de ***,
sa sœur, elle a recouvré la santé en peu de jours,
par suite de l'usage du Biscuit-Médical Le Pelletier; et chaque fois que cette dame a recours à
cette médecine agréable et salutaire, elle a constamment la discrétion de faire accroire à M. ***,
son docteur, qu'elle se purge suivant son ordonnance, ce dont il se félicite beaucoup, comme on
le présume, ne pensant pas faire si positivement
l'éloge du Biscuit-Le Pelletier. (*Ainsi les impos-
teurs tôt ou tard sont mystifiés.*)

*Pièces authentiques concernant le Biscuit-
Médical, dit Le Pelletier.*

I^re ATTESTATION notable, donnée le 19 avril
1806, à Son Excellence le Ministre de l'Intérieur.

Nous soussignés Docteurs-Médecins, Chirurgiens et autres personnes de marque, domiciliés
à Paris, certifions avoir observé depuis plusieurs
années, soit sur nous-mêmes, soit sur les personnes
de notre maison, ou sur plusieurs de nos connois-

sances, les vertus salutaires du Biscuit purgatif, dont M. LE PELLETIER, ancien Chirurgien-Accoucheur, est l'auteur; et que nous avons remarqué que ledit Biscuit possède éminemment les propriétés d'une bonne médecine, à laquelle on le substitue avec avantage pour les personnes qui ont de la répugnance pour la manne, la rhubarbe, le séné et autres médicamens purgatifs, parce que ledit biscuit est agréable au goût, et que les innombrables personnes des deux sexes et de tout âge, qui, à notre connoissance, et depuis un grand nombre d'années, en ont fait usage, s'en sont bien trouvées. En foi de quoi, nous le recommandons comme une découverte d'une utilité générale; pourquoi nous avons signé le présent. A Paris, le 30 mars 1806.

DE BRAY, *Maître en Chirurgie;* — PORTAL, *Docteur en médecine ;* — LAMBERT, *Chirurgien de première Classe ;* — DELMAS, *Maître en Chirurgie ;* — GUILLEMONT, *ancien Maître en Chirurgie ;* — MORGON, *Chirurgien ;* — TAVERNIER DE GIMARE, *ancien Chirurgien de l'Hôtel-Dieu;* — L. J. TAVEAU, *Messager d'État au Palais du Corps Législatif;* — J. B. POINTEL, *ancien Avocat;* — PIRARD, *Employé chez le Ministre de l'Intérieur;* — J. A. A. MAILLET, *Employé au Ministère de la Marine ;* — LEMERCIER, *Instituteur et Chef de Pensionnat;* — ROUSSEL, *Instituteur;* — DUJON, *Capitaine des Vétérans de la garde du Sénat;* — FOURNIER, MAZET *et* LELIÈVRE, *Employés à la Cour de Justice criminelle;* DUFOURNEAU, *distillateur,* etc. etc. etc. (Les bornes de cet opuscule nous obligent de passer sous silence plusieurs signatures.)

II<sup>e</sup> ATTESTATION, semblable à la première pour le texte, signée à Rouen, le 17 novembre 1810, par quinze personnes domiciliées en ladite ville, du nombre desquelles est M. HUROY, Chirurgien de la maison d'arrêt, ex-chirurgien en

chef aux hôpitaux militaires de la marine française à Brest. Ce certificat est annexé à la pétition
adressée le 3 décembre 1810, à Son Excellence
le Ministre de l'Intérieur par M. Le Pelletier.

IIIᵉ ATTESTATION, du 15 octobre 1810, laquelle est signée par trente et une personnes
habitant la commune de Vesly et lieux circon-
voisins, département de l'Eure. Au bas de ce certificat, écrit comme les autres sur papier timbré,
sont la signature et le sceau de M. F. MIGNET,
maire de Vesly.

IVᵉ ATTESTATION, du 31 octobre 1810, signée
par douze personnes domiciliées à Compiègne,
au nombre desquels signataires sont MM. BEAU-
DINOT, employé à la Sous-Préfecture de Compiègne, et LAMBERT, huissier de la chapelle du
château royal de ladite ville.

Vᵉ ATTESTATION, du 21 novembre 1810, signée par vingt-trois personnes, toutes propriétaires à Linas, département de Seine et Oise, du
nombre desquels signataires est M. GAYA, maire
de Linas.

VIᵉ ATTESTATION, du 20 février 1811, sous-
crite à Rouen par vingt-six personnes, du nombre
desquelles est, pour la seconde fois, M. HUROY,
Chirurgien de la maison d'arrêt de Rouen, ex-
chirurgien en chef aux hôpitaux militaires de la
marine française, à Brest.

*Lettre à M. P. Le Pelletier, Médecin.*

Paris, le 3 septembre 1812.

MONSIEUR,

Félicitez-vous de l'empire que m'a donné sur
moi-même, l'axiome exposé article 4 de votre
*Régime prophylactique*, concernant les dangers
de la colère; sans cet antidote je me serois em-
porté contre vous, de ce que vous avez transcrit plusieurs certificats au sujet de l'excellent

Biscuit-Médical dont vous êtes l'auteur, qui, certainement, n'a pas besoin de cette recommandation.

A vous dire franchement ce que j'en pense, et probablement ce que d'autres personnes en penseront comme moi : ces attestations, tout authentiques qu'elles sont ne vous conviennent pas, parce que en votre qualité de médecin, vous commandez la confiance; l'appareil des certificats peut servir les personnes, qui, étrangères à l'exercice de la médecine, s'ingèrent d'annoncer des drogues, spécifiques de leur prétendue découverte, espèce de bâtards issus de leurs cupides spéculations; tandis qu'un médecin n'a que faire de l'intervention de qui que ce soit, pour ordonner des médicamens; son autorité est dans son titre ou le diplôme, qui, après les épreuves légales, une fois pour toutes, l'a déclaré capable, et mis en possession d'exercer l'art de guérir.

Depuis cinquante ans que vous administrez votre Biscuit-Médical, il en a été fait, Dieu merci, une consommation incalculable. Ce long laps de temps a donné par surabondance toute la maturité dont les expériences que vous en avez faites étoient susceptibles, et ces nombreuses expériences ont toujours montré votre Biscuit-Médical efficace et salutaire, ce qui fait aussi qu'il a toujours été recherché, même en dépit des envieux : une remarque importante, qui milite encore en faveur de cette bienfaisante invention, c'est qu'elle est l'œuvre d'un homme qui a d'autant plus de vocation pour cela, qu'il est consacré à l'exercice de l'art de guérir, et dont la profession, ainsi que je l'ai dit ci-dessus, inspire la confiance. En outre, par surcroît de garantie, vous n'avez pas dédaigné l'accessoire des attestations, premières preuves écrites, que le vulgaire paroît estimer. Il ne peut donc s'élever aucunes craintes, aucuns doutes, aucunes contestations,

sur les vertus du Biscuit-Médical dont vous êtes
l'auteur. Je m'explique, et remarquez bien que je
distingue expressément dans l'intérêt et la sûreté
publique, les biscuits faits sous votre surveillance
de ceux qui sont faits en fraude par les contrefacteurs, dont la cupidité spolie les bonnes inventions, telle que la vôtre, sans le moindre
égard pour les dangers qui sont inséparables de
toutes les contrefaçons des objets qui ont rapport
à la médecine. Il est donc incontestable et généralement reconnu que votre biscuit a l'avantage
d'être plus agréable au goût, et conséquemment plus efficace et plus salutaire que les autres
remèdes analogues, en concurrence desquels
il devroit être usité même dans les hôpitaux ci-
vils et militaires, par la charité bien entendue
de MM. les administrateurs des aumônes, et
grâces à la munificence du gouvernement. Mais
si ce bienfait n'a pas encore lieu, n'y auroit-il
pas de votre faute? Peut-être que vous n'avez
pas cultivé la protection, flatté l'amour-propre,
et intéressé les *honnêtes* gens qui entravent le
passage et l'admission des objets dont ils ne peuvent se dire les inventeurs, et qui ne leur portent
aucun profit? Peut-être aussi avez-vous été en-
chaîné par certaines formalités, derrière lesquelles
se retranchent la mauvaise foi des examinateurs et
l'insouciance des puissans, qui d'ailleurs, méconnoissant la confiance que vous commandez et
l'autorité que vous avez en qualité de médecin,
dérisoirement et évasivement, ont exigé que
vous soumettiez votre recette à l'approbation
de l'école de médecine..... Dans ce dernier cas,
je préjuge que, pour prix de votre condescen-
dance, vous avez au moins perdu votre temps :
à propos de cela, il me revient à la mémoire
que vous avez obtenu une réponse évasive, c'est
une lettre en date du 30 juin 1812, signée de
Son Excellence le ministre de l'intérieur, M. le

comte Montalivet, par laquelle il appert que MM. les docteurs et professeurs de l'Ecole de Médecine de Paris, composant les commissions d'examen et de révision des remèdes secrets, nommés en vertu du décret du 18 août 1810, ont reconnu votre Biscuit - Médical, implicitement bon, en le comparant à d'autres remèdes depuis long-temps exposés dans beaucoup de dispensaires.

Enfin, si votre Biscuit-Médical étoit usité dans les hôpitaux, concurremment avec les autres moyens purgatifs, pas de doute qu'il y seroit préféré par un grand nombre de personnes des deux sexes et de tout âge, qui sont obligées de recourir à ces refuges des infortunés : cela seroit ajouter quelques douceurs à la charité de ces institutions, mais n'ajouteroit rien aux vertus de votre bienfaisant Biscuit.

Air : *On compteroit les diamans.*
Ou *Comme j'aime mon Hippolyte !*

Vos Biscuits sont friands, divins,
J'en rends grâce à votre science.
Partout. ainsi qu'à mes voisins,
Je n'en puis garder le silence.
Pour la souffrante humanité,
Cette médecine facile,
Est un trésor, en vérité,
Qui joint l'agréable à l'utile... ( *bis.* )

Je vous salue cordialement.

BERTIN.

*Ordonnance concernant la manière facile de se conduire à l'occasion de l'usage du Biscuit-Le-Pelletier, par le moyen duquel les personnes des deux sexes et de tout âge, se purgent parfaitement et sans répugnance, mieux qu'avec toute autre médecine.*

LE Biscuit-Médical-Le-Pelletier est d'autant plus digne de la confiance générale et de la grande vogue dont il jouit, que ses éminentes qualités sont prouvées par plusieurs attestations. (*Voyez les pièces authentiques, pag.* 32 *et suivantes.*)

Ce Biscuit est inaltérable par le temps, et peut être envoyé dans toutes les parties du monde sans perdre de ses propriétés, moyennant la précaution de le garder en lieu sec, afin de le garantir de l'humidité qui pourroit le faire moisir. Le public et plusieurs médecins ont constamment remarqué qu'il mérite la préférence, et qu'on le substitue avec avantage a tous les autres purgatifs connus, parce qu'il est plus facile à prendre, en raison de son goût délicat, et qu'il opère sûrement et avec douceur. Il guérit les diarrhées ou cours de ventre, et les fièvres résultantes de plénitude : on l'emploie même durant les rhumes, parce qu'il divise et resout merveilleusement les humeurs ; il détruit les vers de toute espèce, convient pour préparer à la vaccine, dans le cas de la petite-vérole, de rougeole, après toutes les maladies, après l'accouchement, pour faire passer le lait, et au temps critique de la perte des règles. Comme purgatif de précaution, il préserve des maladies, en remédiant à la plénitude humorale, rétablit l'équilibre dans les fonctions des organes, dissout les obstructions, évacue la bile et les glaires, corrige la malignité des humeurs, et réveille l'appétit, etc.

***

### *Dose de Biscuit-Médical-Le-Pelletier, suivant l'âge.*

On donnera aux enfans, âgés de un à deux ans, la moitié d'un Biscuit. A ceux âgés de deux à cinq ans, les trois quarts d'un Biscuit. A ceux de cinq à dix ans, un Biscuit entier. Aux individus âgés de onze à dix-huit ans, un Biscuit et demi. Après l'âge de dix-huit ans, la dose est de deux Biscuits.

## *Remarques particulières.*

Les personnes qui sont resserrées au point d'être plusieurs jours sans aller à la garde-robe, observeront de se rafraîchir et de s'humecter les humeurs durant deux ou trois jours avant de prendre médecine. Pour cet effet, elles boiront, soit du bouillon aux herbes, du petit-lait, ou du sirop de groseilles délayé dans de l'eau en forme de limonade. Celles qui sont assez libres du corps pour faire journellement leurs fonctions, peuvent se purger sans délai et sans préparation.

Dans le cas de fièvre, il faut le prendre dans les intervalles de calme, et plusieurs heures avant le retour de l'accès.

Quand c'est contre les vers qu'on a recours au Biscuit-Le-Pelletier, on aura attention de boire en même temps un verre de vin blanc, soit en le trempant dedans, ou en le buvant par-dessus, sitôt après avoir mangé la dose convenable dudit Biscuit; mais chaque fois qu'on va à la garde-robe, ou boit un coup de bouillon tiède aux herbes, dans la composition duquel on aura fait bouillir, durant sept minutes, deux onces de racine de fougère mâle.

Dans tous les cas possibles, la veille du jour qu'on a dessein de se purger avec ledit Biscuit, on doit borner son souper à la consommation d'un potage, et ne point prendre de lavemens dits préparatoires, comme quelques uns le pratiquent. On en use le matin à jeun, soit sèchement, ou trempé dans un verre d'eau, de vin blanc ou rouge, de cidre, dans une tasse de thé infusé légèrement, du bouillon coupé d'eau, du bouillon de veau, aux herbes, ou bien du sirop de groseilles framboisé, délayé dans de l'eau tiède, d'une infusion légère de thé éclétique, ou de l'eau chaude, dans laquelle on dissout un peu de miel, sans le faire bouillir ni écumer, etc.

On sait qu'une première purgation émeut les humeurs, et ne les évacue qu'en partie; c'est pourquoi il est d'usage de prendre une seconde purgation, un, deux, trois, quatre, cinq ou six jours après la première.

———

## Remarques curieuses sur le Biscuit-Le-Pelletier.

LA recette de ce Biscuit (*auquel l'auteur a donné son nom*) a été remise à Son Excellence le ministre de l'intérieur, le 5 novembre 1810, puis, par duplicata, le cinq décembre suivant. Elle a aussi été déposée à la 3<sup>me</sup> division de la préfecture de police, le 2 frimaire an XIV.

Environ deux ans après, contre son attente, l'auteur a reconnu sa recette, tant soit peu défigurée, qui venoit d'être publiée dans un petit manuel pharmaceutique, rédigé par un membre de la commission de salubrité.... Comment cela s'est-il fait? Est-ce par hasard ou par escamotage? Le lecteur en pensera ce qu'il voudra. Ce qui est encore remarquable, c'est que vu la persévérante vogue dont jouit ledit Biscuit-Le-Pelletier, un nombre plus considérable d'apothicaires se sont ingéré de faire des biscuits-médicinaux; mais ce qui contrarie ces Messieurs, c'est que jusqu'à présent ils n'ont pu réussir à le faire semblable au Biscuit-Le-Pelletier, parce qu'ils n'ont pas encore trouvé le bon mode de fabrication; aussi tous les contrefacteurs en font-ils une espèce d'amende-honorable, en vendant les biscuits de leur misérable fabrique, les uns 10, les autres 8, 6, 5, et même 4 sous la pièce, tandis que le Biscuit-Le Pelletier se vend 12 sous la pièce. Le public conçoit parfaitement qu'on lui en donne pour son argent, et que les meilleures friandises, les dragées les plus fines, ainsi que tous les objets de bonne qualité, sont plus chères que les méchantes drogues. (*Voyez, page 24, Remarques essentielles.*)

# OBSERVATION EXTRAORDINAIRE

SUR

# LE TÉNIA,

## APPELÉ VULGAIREMENT VER SOLITAIRE,

*Suivie du Précis des divers Procédés conseillés en différens pays, contre ce dangereux reptile.*

PENDANT cinquante années d'exercice en l'art de guérir, j'ai vu et soigné un grand nombre de personnes des deux sexes, atteintes du ténia ; ce qui m'a engagé à la recherche du meilleur remède contre ce dangereux reptile, et conduit à l'essai successif de divers procédés, dits anthelmintiques, préconisés dans ce cas, afin d'opter entre tous le plus efficace. Je pense avoir atteint le but de ces utiles recherches. Entre les observations que j'ai recueillies, je n'en transcrirai qu'une seule, et par la même considération, je réduis l'aperçu des procédés que j'ai passés au creuset de l'expérience, à douze, dans le nombre desquels, le bon sens des lecteurs distinguera, sans doute, que le onzième est le procédé qui réussit le plus souvent, en même temps qu'il est le plus agréable et le plus facile ; et qu'alors qu'il ne réussiroit pas, on a la ressource du douzième procédé intitulé : *Remède Royal.*

### OBSERVATION EXTRAORDINAIRE.

M. Dufrénay, musicien attaché au 32e de ligne, arriva à Paris, en 1807. Alors, neuf années s'étoient écoulées depuis qu'il avoit remarqué, maintes fois, dans ses déjections alvines, de petits fragmens de ver solitaire. Malgré cette incommodité, il avoit été contraint de servir et de voyager, et il rentra dans sa patrie, épuisé des fatigues de la vie militaire errante, et des atteintes prolongées du ver solitaire, dont aucun médecin étranger n'avoit pu triompher. C'est alors que je vis M. Dufrénay à Paris (il y a quatorze ans). Il étoit maigre d'habitude, avoit la physionomie triste, sombre, mélancolique, le caractère chagrin et bizarre, avoit du dégoût pour toutes les substances alimentaires, et ses fonctions s'exécutoient irrégulièrement et mal. Sur le récit qu'il avoit entendu faire de mon Biscuit-Médical, il en prit, sans hésiter, la dose convenable, qui, deux heures après son administration, lui fit rendre un bout du ver solitaire long de sept aunes.

Aucun des remèdes qu'il avoit précédemment pris, contre le ténia, ne lui avoit procuré un tel résultat, ce qui lui donna de la joie, dans l'espoir qu'il étoit débarrassé du ver solitaire, ou qu'il en triompheroit finalement, en répétant le même procédé qui l'avoit si bien servi. Quatre mois s'étant passés sans qu'il en aperçût le moindre fragment, il avoit repris de l'embonpoint, de la gaité, de la santé; mais, hélas! sa sécurité fut troublée en apercevant dans ses garde-robes, des petits vers semblables à ceux qu'on nomme vers cucurbitains, ce qui le détermina à recourir aussitôt au Biscuit-Médical-Le-Pelletier, comme étant le plus efficace de tous les procédés qu'il avoit jusqu'alors expérimentés contre le ténia.

Cette fois, entre plusieurs petits bouts de ver solitaire, M. Dufrénay en rendit un de dix aunes de long, dont néanmoins la tête échappa à nos recherches, ce qui nous fit douter de la plénitude du succès désiré; pourquoi le patient auroit volontiers recommencé le lendemain, et journellement augmenté la dose du Biscuit-Médical, si je ne m'y étois opposé par des assertions qui le persuadèrent, car il prétendoit vaincre ce reptile à tel prix que ce fût.

M. Dufrénay avoit obtenu du corps militaire auquel il étoit attaché, la permission de faire de la musique au Cirque olympique des sieurs Franconi, et dans le cours de douze à quinze mois qu'il séjourna à Paris, il avoit cinq fois usé du Biscuit-Médical-Le-Pelletier, à l'aide duquel il avoit surpris et dépecé son ennemi (*le ver solitaire*), ce qui, en total, lui en avoit procuré cinquante-cinq aunes de long; mais à chaque expulsion, la tête du ténia avoit toujours échappé aux recherches qu'on en avoit faites, et quoique M. Dufrénay eût la santé visiblement consolidée, on ne pouvoit affirmer sa guérison radicale, puisque tous les deux ou trois mois qu'il usoit par précaution dudit Biscuit-Médical, il en résultoit chaque fois l'entraînement de grande portion de ver solitaire. Je lui proposai alors de recourir au Remède Royal, ce qu'il accepta avec empressement.

Le jour déterminé, à six heures du matin, je lui administrai la poudre anthelmintique, dosée telle que je l'expose à la fin du présent article. Cette poudre ne lui donna point de nausées, comme il arrive aux personnes délicates et à celles qui manquent de courage, ou qui se préviennent par dégoût. A huit heures, il prit les pilules accessoires; demi-heure après, il eut une première évacuation de matières uniquement stercorales, sans apparence de vers. La seconde évacuation alvine eut lieu à neuf heures; celle-ci étoit mêlée de quelques fragmens de ver plat, semblable aux vers cucurbitains. A neuf heures et quart, la troisième évacuation entraîna, en partie, un paquet gros et long, qui fit croire au malade que *ses boyaux sortoient de son ventre.* (Telles furent ses expressions.) L'arrière-partie de ce paquet, retenue dans le dernier des gros intestins, par le sphincter de l'anus, restoit suspendue dans le pot d'aisance. Le malade remis de la crainte qui d'abord lui avoit fait imaginer que c'étoit ses entrailles qui lui sortoient du corps, vouloit tirer dessus; je l'en empêchai et l'engageai de rester sur le pot, et d'y attendre patiemment sa délivrance, laquelle, suivant les apparences, ne pouvoit tarder grandement; il prit un large bouillon aux herbes avec addition de fougère mâle, et quelques secondes après, il rendit le reste du ver solitaire, car c'étoit ce reptile, qui, replié sur lui-même en plusieurs doubles, avoit quelque temps resté engagé ainsi qu'il est dit ci dessus.

Ce paquet fut aussi extrait des ordures avec lesquelles il s'étoit fait jour, puis lavé, examiné, soigneusement débrouillé et mesuré, offrit en plusieurs pièces quarante-deux aunes de ténia. Nous remarquâmes que sa largeur devenoit graduellement plus étroite, et finalement si petite à l'une des extrémités, que nous fûmes persuadés d'avoir devant les yeux la partie du ver qui avoit connexion avec la tête : mais où etoit-elle? Et, cette dernière fois encore, nous ne pûmes la découvrir, vraisemblablement parce qu'elle étoit masquée par des glaires, etc. Car depuis cette époque ( *il y a douze ans passés* ), M. Dufrénay, retiré dans son bien à Bernay, a visiblement repris et conservé de l'embonpoint, de la gaîté, de la santé, et n'a pas vu le moindre vestige du ver solitaire dont, a ma connoissance, il a rendu en total quatre-vingt-dix-sept aunes.

*Précis des divers procédés, conseillés en différens pays, contre le ver solitaire.*

### AVERTISSEMENT.

J'avertis expressément de ne pas compromettre la santé et la vie d'aucun individu, en leur faisant prendre inconsidérément l'une ou l'autre des

( 45 )

compositions ci-dessous décrites ; car il est important et absolument nécessaire d'avoir la plus scrupuleuse attention d'en restreindre la dose savamment, suivant l'âge, le sexe, l'ydiosincrasie des malades, etc.; et, dans tous les cas, le plus sûr est de n'administrer aucuns remèdes que par l'ordonnance et sous la prudente surveillance d'un médecin.

PROCÉDÉ, n°. 1. — Deux onces de gratiole en décoction dans huit onces d'eau, ou la même dose infusée durant trente-six heures, dans huit onces de vin blanc.

Ce procédé est violent et dangereux : il cause des superpurgations, des inflammations de bas-ventre, etc.

PROCÉDÉ, n°. 2. — Mêlez un gros de fleur de soufre, un scrupule de coraline de Corse, en poudre, et une once de sirop de chicorée, composé de rhubarbe. A prendre sept jours de suite le matin à jeun.

PROCÉDÉ, n°. 3. — Ecrasez dans un mortier de marbre trois gros d'ail ; ajoutez-y peu à peu, en triturant avec le pilon, six onces de décoction au lait, d'une once de tanaisie en poudre.

Ce mélange se prend le matin à jeun, durant sept jours de suite.

PROCÉDÉ, n°. 4. — Tous les matins, pendant dix ou quinze jours, avalez cinq onces d'huile de noix, et deux heures après, quatre onces de vin d'Alicante.

PROCÉDÉ, n°. 5. — Suivant l'usage des habitans de la Vestrobothinie, on prend tous les matins, pendant une semaine, une cuillerée à bouche d'un mélange de goudron et de lait, à partie égale.

PROCÉDÉ, n°. 6. — La poudre d'étain, préparée selon le procédé du professeur Songiorgio, de Milan, administrée telle que le conseille Rudolphi, une once et demie dans du sirop.

Procédé, n°. 7. — Suivant divers professeurs, les huiles empyreumatiques, le naphte, pétrole, ou huile volatile pyro-bitumineuse, étendu dans quelques véhicules.

Procédé, n°. 8. — L'électuaire dont Rudolphi, de Berlin, a donné la recette.

Procédé, n°. 9. — Selon la méthode de M. le docteur Bourdic, l'huile de ricin, ou de palma christi, avec l'éther, et la décoction de fougère.

Procédé, n°. 10. — Tel que plusieurs médecins anglais le prescrivent, l'huile volatile, ou essence de térébenthine, à la dose d'une à quatre onces.

Ce procédé est violent, accompagné d'ivresse, maux de tête, ardeur dans l'estomac, vomissement, etc.

Procédé, n° 11. — Le Biscuit-Médical-Le-Pelletier, indépendamment des autres vertus qu'il possède. (*Voyez pag.* 38), a la propriété de détruire, chasser et faire couler les vers de toutes les espèces, jointe à la qualité d'être agréable au goût, et facile à prendre ; mais le ver plat, appelé ténia, lui résiste quelquefois, comme on doit l'avoir remarqué dans l'observation curieuse que j'ai rapportée au commencement du présent article ; alors on a la ressource du Remède Royal dont suit l'exposé.

Procédé, n° 12. — Il est ici question du célèbre remède usité avec tant de succès à Moret, ou Morat, en Suisse, dont la munificence de S. M. Louis XVI a fait l'acquisition en 1775 des mains de M^me Nouffler, pour la somme de 18,000 fr. : pourquoi je l'appelle Remède Royal.

Ce procédé, tel que je l'ai modifié, m'ayant mieux réussi contre le ténia sans épines et celui à épines, qu'aucun de ceux précités, mérite une distinction particulière ; je pense l'avoir perfectionné en y ajoutant le semen-contra, le kina, en retranchant le mercure des pilules accessoires, et en changeant et limitant le mode du traitement.

L'expérience m'a démontré que c'est vainement qu'on prétend triompher du ténia, en le combattant opiniâtrément plusieurs jours et plusieurs semaines de suite ; car si cette pratique réussit quelquefois, elle n'est pas sans danger pour le patient qu'on y soumet. On parvient plus sûrement à l'expulser, quand, depuis trente à quarante jours, il n'a point été tourmenté par l'usage d'aucun médicament : aussi, quand le spécifique royal ne réussit pas du premier coup, on ne doit le réadministrer la seconde fois , etc. qu'après quatre ou cinq semaines d'intervalle entre chaque fois. Alors , la veille du jour fixé pour prendre ledit spécifique, le malade soupera avec une panade au beurre frais, liée d'un jaune d'œuf; puis, le lendemain, de grand matin , il avalera d'un trait la totalité de la poudre anthelmintique , délayée dans un poisson de vin blanc (ou un verre d'eau); puis il se rincera la bouche avec un second poisson de vin blanc, dont il boira la majeure partie; une heure après il boira un coup de bouillon aux herbes, dans la composition duquel on aura ajouté et fait bouillir, durant une demi-heure, trois onces de racine de fougère mâle , coupée menu. Une heure ensuite, c'est-à-dire deux heures après avoir pris ladite poudre anthelmintique, si le malade n'a point rendu le ver, il prendra, enveloppé dans de la marmelade de pomme ou de pruneau cuit, les pilules accessoires, préparées pour cette circonstance , buvant par-dessus un peu de bouillon susdit, dont en outre le patient boira une bonne tasse tiède après chaque évacuation.

Quand le ver solitaire se présente au fondement, qu'il y reste engagé et suspendu, le malade restera sur le pot d'aisance jusqu'à ce que ledit ver tombe naturellement sans le tirer, parce qu'en tirant dessus, on le romproit, et la portion engagée dans les gros intestins remonteroit, et se fixeroit dans les entrailles : ce qui obligeroit de répéter l'administration du remède trente ou quarante jours après, par les raisons exposées ci-dessus, pag. 47.

————

*Remède éradicatif royal, ou* **Poudre** *anthelmintique, contre le* **Ténia**; *modifié par M. P.* **Le Pelletier**, *médecin.*

℞  
En poudre { Semen-contra.........3 I.  
Kina rouge...........3 ß.  
Racine de fougère mâle. 3 II ß.  
Mêlez.

Ce mélange pulvérulent se prend d'un coup, délayé dans un poisson de vin blanc ou d'eau, se rinçant ensuite la bouche d'un second poisson de vin blanc qu'on boit par-dessus, sauf les modifications commandées par égard au sexe, à l'âge et à la force du malade.

*Pilules accessoires.*

℞ Diagrède....  
Rés. de jalap.. } a a.............. gr. XII.  
Gomme gutte.

Incorporer avec quantité suffisante de sirop de nerprun, et de poudre de racine de fougère mâle, pour faire dix pilules.

Les pilules accessoires se prennent deux heures après la poudre anthelmintique, de la manière et dans le cas exposés pag. 47. avec les restrictions de l'avertissement, p. 44. (*Voyez, page* 24, **Remarques essentielles.**)

# EAU D'OR BALSAMIQUE,



*Préférée par les personnes du bon ton, aux Eaux de Cologne, de Mélisse des Carmes, etc. comme étant plus médicinale et plus salutaire.*

L'Eau d'Or balsamique, par ses vertus nombreuses, jouit d'une grande vogue qui la fait généralement rechercher. Les occasions de l'utiliser se présentent si souvent, que les personnes qui savent l'apprécier en ont toujours par prévoyance.

1°. Par ses vertus cosmétiques végétales, elle donne de la fraîcheur et de la pureté à la peau, dont elle fait disparoître les boutons et les taches. Elle parfume l'eau commune à laquelle on la mêle, soit pour se laver la figure, les mains, ou toute autre partie du corps; vingt-cinq gouttes suffisent par demi-setier d'eau. Ainsi combinée et employée en injections, elle raffermit les parties, remédie aux fleurs blanches, ce qui lui a mérité le surnom d'Eau de virginité.

2°. Comme stomachique, contre les foiblesses et les maux d'estomac, les vents et les digestions difficiles, la suppression accidentelle, ou l'écoulement difficile des règles, on prendra une petite cuillerée à café d'Eau d'Or balsamique mêlée dans deux cuillerées d'eau bien sucrée; on en répétera l'usage deux ou trois fois par jour, selon le besoin.

Les personnes qui apprécient l'Eau d'Or balsamique dans l'intérêt de leur santé, ont passé en

4

usage de la préférer et de l'employer après le
repas, à l'exclusion de toutes les liqueurs de
table. Pour cet objet , on mêle de l'Eau d'Or
balsamique, avec trois ou quatre fois son volume d'eau bien sucrée , ou du sirop de fleurs
d'orange.

3°. Administrée en bains de vapeurs , elle est
très-efficace contre les migraines et les maladies
de la poitrine. On mêlera une pleine cuillerée
à bouche d'Eau d'Or balsamique avec un demi-
setier d'eau bouillante dans un bol; on se placera sous une nappe pour concentrer la vapeur
autour de soi, de sorte à la diriger vers les narines et la bouche. On usera de ces bains vaporeux deux fois par jour : chaque fois durant vingt
à trente minutes. Après , on pourra employer ce
mélange tiède d'eau commune et d'Eau d'Or ,
aux usages de la toilette.

4°. Contre l'inflammation des yeux, pour rafraîchir et fortifier la vue, on mêlera vingt
gouttes d'Eau d'Or balsamique dans deux cuillerées à bouche d'eau, pour en baigner les yeux
( paupières closes ) plusieurs fois le jour ; et
durant la nuit, on couvrira le bas du front et
les deux yeux avec des linges fins en plusieurs
doubles, imbus du susdit mélange.

5°. Contre les meurtrissures et les bosses,
suite de coups ou de chutes, on humectera de
suite les parties blessées avec l'Eau d'Or balsamique pure, ce que l'on répétera de cinq en
cinq minutes pendant la première demi-heure
qui suit l'accident; mais si le mal est considérable et susceptible de recevoir un pansement,
on le couvrira de compresses fines imbues d'un
mélange à parties égales d'Eau d'Or balsamique
et d'eau commune, ayant soin de renouveler
ce pansement assez souvent pour que l'appareil
soit constamment humide. La manière d'en user
à l'intérieur en qualité de vulnéraire, consiste

à mêler une cuillerée d'Eau d'Or balsamique avec deux cuillerées d'eau sucrée, ce que l'on répétera trois fois par jour, savoir : le matin, à midi, et le soir.

6°. Ses vertus odontalgiques, anti-putrides et anti-scorbutiques la rendent très-efficace pour tenir la bouche saine, rendre l'haleine agréable, raffermir les gencives, blanchir les dents, les préserver de leur chute prématurée, et faire promptement passer les souffrances appelées vulgairement mal de dents.

Pour blanchir les dents et la salubrité de la bouche, on mêlera dix-huit gouttes d'Eau d'Or balsamique dans un demi-verre d'eau ; et l'on s'en servira à l'aide d'une petite brosse douce, puis l'on s'en gargarisera plusieurs fois en la tenant dans la bouche quelques minutes.

Les personnes qui ont la bouche pâteuse, mauvaise, échauffée, qui sont sujettes aux fluxions et aux maux de dents, qui ont les gencives molles, pâles, fongueuses, gonflées, saignantes, livides, douloureuses, qui ont les dents décharnées, de la disposition au scorbut, ou qui seroient affectées des suites de l'usage du mercure, se rinceront la bouche plusieurs fois le jour. Les femmes enceintes observeront la même chose, pour se garantir du mal de dents et de l'engorgement des gencives auxquels elles sont exposées par l'état de grossesse ; et les marins s'en trouveront bien contre les atteintes du scorbut sur les gencives et les dents.

Contre les vives et désespérantes douleurs de dents, on imbibera d'Eau d'Or balsamique pur un peu de coton ou de charpie fine, que l'on appliquera et qu'on maintiendra à l'endroit douloureux.

# ORIGINE

# DU TOPIQUE BALSAMÉ,

## ANTI-GOUTTEUX,

### ET MANIÈRE DE LE PRÉPARER ET D'EN USER.

———

LA présomption, le défaut de mémoire ou l'ignorance du passé, font distinguer et prôner comme une découverte nouvelle et sublime, ce que les anciens ont connu et usité plusieurs siècles avant nous : heureux encore, quand les objets reproduits fortuitement à notre admiration, possèdent au moins quelques unes des propriétés qu'on leur attribue. On ne craindra pas d'être ainsi trompé par l'objet qui fait le sujet du présent article, attendu qu'on sait qu'il n'est ni nouveau, ni exclusif, et que, tout simple et tout efficace qu'il est, dans certains cas de goutte, la prudence exige qu'on ne l'emploie pas inconsidérément et sans l'intervention et la surveillance d'un médecin. Toutefois on nous saura bon gré de rappeler ici aux gens qui l'ont oublié, et d'apprendre à ceux qui ne le savent pas, qu'il y a trente-deux ans que, pour la première fois, puis ensuite et jusqu'à présent, l'Eau d'Or balsamique a été employée avec succès à l'arrosement des cataplasmes émolliens contre la goutte. Ce topique, appelé cataplasme balsamé, est l'analogue des cataplasmes aromatiques et alcolisés, usités contre la goutte par les anciens et les modernes. L'expérience démontre que l'addition de l'Eau d'Or balsamique, au cataplasme de farine de lin, compose un topique dont la vertu est d'attirer, de l'intérieur à l'extérieur, la phlegmasie gout-

teuse du système des vaisseaux blancs; d'éloi-
gner des centres vitaux, en la dirigeant sur les
pieds, toute la matière morbifique; de déter-
miner d'abondantes transpirations locales, qui,
donnant une issue à ladite matière morbifique,
délivrent de la goutte.

L'observation suivante apprendra quel hasard
nous a donné l'idée du topique balsamé, anti-
goutteux.

Il y a quarante ans (en 1778) que, dans l'intention de composer un cataplasme émollient,
anti-putride et résolutif contre les engorgemens
scrofuleux, j'arrosai de mon Eau d'Or balsamique, des cataplasmes de farine de lin, ce qui
me réussit assez bien dans plusieurs occasions que
j'ai rencontrées d'en faire l'application durant le
cours de sept années, que, en qualité de chirur-
gien-major, j'ai été attaché au service de la marine royale, etc., quand vers la fin de 1784, étant
à Amsterdam en Hollande, un officier de marine me fut adressé par M. Frescarolle, apothicaire en ladite ville, pour le traiter d'une gonagre
ou phlegmasie goutteuse, très-tendue et fort dou-
loureuse, du genou gauche, qui le condamnoit
à garder le lit, et sur lequel il ne pouvoit supporter le moindre attouchement.

L'idée me vint d'essayer, dans ce cas, mon cataplasme émollient balsamé, dont j'avois précédemment recueilli de bons effets dans la maladie
précitée du système lymphatique, à laquelle j'imaginai des rapports avec le cas présent. En conséquence, et par d'autres considérations qu'il seroit
trop long d'exposer ici, j'enveloppai séparément
les deux pieds du patient et le bas des jambes,
environ trois pouces au-dessus des malléoles, du
susdit cataplasme balsamé, pour chacun desquels
j'employai un flacon (deux onces) d'Eau d'Or
balsamique. Le succès surpassa mon attente, car
dès la nuit suivante, l'insomnie dont étoit accablé

ce malade depuis plusieurs jours, fit place au
calme tant désiré. Le troisième jour de l'application dudit topique, par l'effet d'une métastase,
la maladie abandonna le genou et envahit le pied
gauche, dont toutes les articulations étoient de-
venues douloureuses; mais les souffrances étoient
plus supportables que lorsqu'elle affectoit le
genou, et s'affoiblirent sensiblement, en proportion qu'une transpiration qui s'établit le cinquième
jour, devenoit plus copieuse et nauséabonde. Je
remarquai que cette transpiration étoit aussi
abondante et d'aussi mauvaise odeur au pied droit,
quoiqu'il n'offrît aucun symptôme de la goutte,
et l'odeur nauséabonde de cette excrétion ne
cessa qu'au neuvième jour du traitement; alors,
je supprimai le cataplasme du pied et de la
jambe droite, tandis qu'au contraire, je continuai
celui du pied et de la jambe gauche, durant six
jours encore, que cet officier se trouvoit en convalescence, n'ayant plus que la foiblesse qui suit
ordinairement les violentes attaques de goutte, à
laquelle on remédie par un bon régime.

Depuis cette époque (33 ans), ce cataplasme
balsamé a fait merveille contre la goutte, dont il
est un des moyens de guérison le plus efficace,
quand on y a recouru à propos, et qu'il est aidé
d'un régime en rapport à l'état particulier de
chaque malade.

Pour confectionner le cataplasme balsamé
anti-goutteux, délayez dans une casserole,
avec suffisante quantité d'eau, douze onces de
farine de graine de lin, quatre onces de pain
blanc émié, faites cuire en consistance de panade un peu épaisse, ayant soin, durant la
cuisson, de remuer ce mélange pour l'empêcher
de brûler. En le tirant du feu, ajoutez et mêlez
une once, ou la moitié du contenu d'un flacon d'Eau d'Or balsamique; puis étendez le
tout sur un grand linge qui soit sans coutures

ni ourlets, ayant attention que ce cataplasme soit assez grand (quand il est destiné pour le membre inférieur), pour entourer tout le pied, les malléoles et la jambe jusqu'à la moitié du mollet. Au moment de l'appliquer, arrosez toute la surface avec une once, ou l'autre moitié restante d'Eau d'Or balsamique ; puis sitôt que ce cataplasme est posé, enveloppez de flanelle, et recouvrez le tout de taffetas gommé, afin de favoriser et d'accroître la transpiration de la partie, chose nécessaire à l'issue de la matière morbifique de la goutte. Ce cataplasme ne se renouvelle que toutes les vingt-quatre heures, et chaque fois qu'on le change, il faut habilement laver la partie avec de l'eau de guimauve chaude. Il faut aussi avoir l'attention d'oindre seulement la plante du pied avec de l'huile d'olives, ou bien d'entreposer une gaze entre la plante du pied et la substance du cataplasme.

## DES HERNIES,

*Mal qui attaque inopinément les personnes des deux sexes, sans distinction d'âge, de rang et de fortune, et manière d'y remédier.*

L'EXPÉRIENCE et l'observation communes aux personnes des deux sexes, ne permettent à aucune d'ignorer que, malgré la prudence dont elles sont capables, nul ne peut éluder les causes accidentelles, si fréquentes, si chagrinantes, du désagrément ou de l'infirmité dont nous entendons parler, puisqu'un simple rhume, des quintes de toux, un faux pas, une chute, même légère, le cahot des voitures, les secousses du cheval, le moindre effort, l'exercice de la danse, des armes, l'intempérance des passions, la colère, la grossesse, le travail et les suites de l'accou-

chement, l'épuisement et la maigreur qui suc-
cèdent aux maladies, la délicatesse de l'enfance,
la foiblesse de l'âge avancé, donnent lieu aux
hernies, dites vulgairement descentes.

On sait aussi que les personnes atteintes de
hernies sont exposées à perdre inopinément la
vie, quand elles négligent les secours que la raison conseille, que la nécessité ordonne, et que
l'expérience approuve.

MM. les docteurs, chefs et professeurs en l'art
de guérir, incapables d'amorcer la crédulité publique, en préconisant de vains topiques contre
les hernies, s'accordent à dire que le véritable
et unique remède à cette infirmité, est la pres-
sion mécanique, permanente et graduée (selon
les circonstances) d'un bandage élastique et à
ressort, notamment de ceux qui sont perfection-
nés par les soins du médecin Le Pelletier, tels
qu'on peut se les procurer en sa fabrique, rue
des Prouvaires, n° 4, au premier, près la rue
Saint-Honoré, à Paris.

Les personnes qui veulent s'appliquer elles-
mêmes un bandage herniaire, se placeront sur
un lit un peu ferme, la tête aussi basse que le
siége, les talons rapprochés des cuisses, puis
elles exerceront des frictions graduées et circu-
laires avec la main sur la tumeur qui forme la
descente, afin de faire successivement rentrer
les parties déplacées ; ensuite elles appliqueront
le milieu de la pelote du bandage sur l'endroit
par où les parties s'échappent, pour les contenir
et les empêcher de sortir ; alors elles serreront
et fixeront convenablement le bandage à l'aide
des lanières.

Quand on vise à la guérison, il faut, par la
bonne application du bandage, empêcher l'issou
des parties, qui donne lieu à la hernie. Pour cet
effet il faut porter et garder le bandage jour et
nuit : en outre il est urgent d'avoir deux ban-

dages, parce que s'il arrive que celui qu'on porte
se casse, on le remplace, sans le moindre délai,
par le second qu'on a en réserve ; et, par cette
précaution, on se garantit d'accidens funestes.

Pour les enfans au maillot, et autres qui ne
sont pas propres, on surcouvre leurs bandages
en taffetas gommé, parce que tant que ce taffetas
n'est point usé, il garantit les bandages de la
pourriture, occasionnée par les matières et les
urines, et peuvent être nettoyés à l'aide d'une
éponge, ou d'un linge imbu d'eau, sans avoir
besoin de l'ôter à l'enfant tant qu'il est bien placé,
c'est-à-dire de sorte à contenir et empêcher la
sortie des parties, qui constitue la hernie (ou
descente). Néanmoins les personnes auxquelles
l'aisance de la fortune donne l'avantage de renouveler souvent les bandages de leurs enfans,
préfèrent les bandages garnis en futaine, et ont
soin d'en avoir plusieurs de rechange. Les gens
économes nettoient ces sortes de bandages à l'aide
d'une brosse douce, et de l'eau tiède bien char-
gée de savon ; puis ils les rincent, et les font
sécher promptement, soit au soleil, ou près du
feu, pour les défendre, autant que possible, de
la rouille, qui détruit plus ou moins vite les
ressorts, et les fait casser. ( *Voyez page* 24,
*Remarques essentielles.* )

# LINIMENT LE PELLETIER,

DIT FARD DE VÉNUS,

## INCOMPARABLE ET UNIQUE,

### POUR LA GUÉRISON DES DARTRES,

*Et pour faire passer promptement les taches, les boutons, les rougeurs érysipélateuses, les clous hideux, les croûtes laiteuses, etc.*

———

CE liniment, confectionné selon la recette de M. Le Pelletier, médecin, ci-après exposée, est le plus efficace des remèdes anti-dartreux, et le plus propre à rendre la peau douce, veloutée et pure. Sa couleur rose tendre ne lui est pas donnée pour le rendre agréable à l'œil, mais parce qu'il reçoit un accroissement de vertu de la nature des principes colorans qui entrent indispensablement dans sa composition. D'ailleurs, on conçoit qu'un remède aussi précieux n'a pas besoin de l'enjolivement temporaire qu'il pourroit recevoir de l'addition de quelques essences aromatiques.

### Manière d'user du Liniment.

On en graisse les parties affligées une fois le jour, le matin ou le soir; et, au lieu de se servir d'eau pour nettoyer la peau, il faut l'oindre avec du beurre frais ou de l'huile d'olive, puis l'essuyer légèrement avec un linge doux.

Quand c'est pour appliquer sur des ulcères, on l'étend légèrement sur de la charpie fine et douce.

### Observations curieuses.

MADAME Gervais, propriétaire et fermière près Mantes, accouchée heureusement depuis quinze jours, et nourrissant son enfant, le tenant à son sein, se promenoit le long d'une haie de clôture de son jardin, quand des clameurs appelèrent son attention. Qu'on juge de son épouvante, en apercevant les voisins poursuivant un chien enragé, lequel, en fuyant, se dirigeoit sur elle. Madame Gervais voulut se sauver, mais ses jambes lui manquèrent, et elle tomba de son long au moment ou cet animal, menaçant de la mordre, s'élança sur elle, et fut atteint d'un coup de fer qui lui donna la mort, et l'étendit à ses pieds.

Cette fermière et son enfant furent relevés par les voisins et portés chez elle; car, bien qu'elle n'eût pas entièrement perdu connoissance, il lui étoit survenu un tremblement et une foiblesse générale, qui ne la quitta qu'une demi-heure après l'événement qui lui avoit fait tant d'effroi. Heureuse encore, si cette dame en avoit été quitte pour la peur : d'abord elle s'aperçut qu'elle n'avoit plus de lait dans les seins; des douleurs atroces se firent sentir dans la région abdominale; l'inflammation du bas-ventre la plus intense eut lieu, et mit sa vie en danger durant sept jours consécutifs. Dans la matinée du huitième, la malade dit que tout le mal qu'elle avoit jusqu'alors éprouvé dans le ventre, lui paroissoit maintenant transporté à la peau du ventre et des cuisses. On y regarda, et l'on vit la peau desdites parties hérissée de boutons lenticulaires d'un rouge écarlate, à partir du nombril jusqu'aux parties moyenne et interne des deux cuisses, recouvrant les parties sexuelles et les plis inguinaux. Des interstices de ces innombrables boutons, suintoit une humeur visqueuse, qui, lorsqu'elle cessa d'y appliquer des topiques, faisoit coller la chemise qu'elle portoit, après la surface des parties malades, laquelle chemise, en se décollant au moindre mouvement, lui arrachoit la peau, et la mettoit en sang.

Durant huit ans Madame Gervais avoit épuisé le savoir de tous les médecins qu'elle avoit consultés, sans obtenir aucun changement favorable, après quoi elle s'étoit séquestrée neuf mois à l'Hôtel-Dieu de Paris (*c'étoit du vivant de M. Dessault*), sur l'assurance qu'on lui avoit donnée qu'elle y trouveroit sa guérison. Mais ce fut en vain; elle en sortit dans le même état qu'elle y étoit entrée.

Cette femme alloit retenir sa place aux voitures publiques, pour s'en retourner dans son village, quand, faisant une visite d'adieu à Madame Perrier, de qui elle tenoit une ferme en loyer, cette dernière la retint bon gré mal gré chez elle, pour lui faire essayer le liniment Le Pelletier, dont cette dame avoit vu les bons effets.

Après huit jours d'usage, ce remède anti-dartreux avoit opéré un changement si avantageux au mal de Madame Gervais, que, ne désespérant plus de sa guérison, elle résolut d'en continuer l'emploi, et fut en effet guérie après six semaines de traitement.

M. Fir..., marchand de nouveautés à Paris, étoit affecté depuis quinze ans de dartres squameuses sur les deux pieds, embrassant les quatre chevilles, et remontant la partie antérieure des jambes jusque près des genoux. Sur les malléoles internes de la jambe droite, étoient quatre trous ou ulcères sordides, à rebord calleux, de figure irrégulière. Les deux jambes étoient considérablement engorgées, gonflées, roides et douloureuses. Tous les soirs ce malade étoit tourmenté par un violent prurit qui l'engageoit à se gratter jusqu'à ce que des cuissons les plus aiguës l'obligeoient de cesser de se déchirer la peau des jambes; alors il les enveloppoit de linges imbus d'eau de Goulard, et tâchoit de s'endormir.

Les médecins les plus vantés et tous les char-

latans lui avoient, disoient-ils, administré et bien
chèrement fait payer leurs arcanes, sans lui
procurer le moindre soulagement, et, faute de
remède, il s'étoit résigné à vivre avec son mal,
lorsqu'une lueur d'espérance vint le tirer de son
inertie. Voici comment cela eut lieu :

Madame Rai..., femme de chambre chez
M. M..., banquier, vint payer à M. Fir... un
mémoire des marchandises qu'il avoit fournies à
Madame M..., de la santé de laquelle il prit la
liberté de s'informer. Madame Rai..., femme de
chambre, qui, de son naturel, étoit assez cau-
seuse, saisit cette occasion pour raconter au
marchand de nouveautés que depuis un an que
sa maîtresse avoit recouvré la santé, elle n'étoit
plus reconnoissable, tant elle étoit gaie et fraîche.
Il est vrai, ajouta-t-elle, que Madame a eu bien
du bonheur, de guérir comme par miracle, d'une
vilaine dartre extrêmement mal placée, puisqu'elle occupoit l'oreille gauche qui en étoit hi-
deuse, et ces dégoûtantes croûtes s'étendoient à
la face et au cou, du même côté, de dessous, et
entre lesquelles suintoit un pus verdâtre d'une
odeur infecte. M. Alib., qui passe pour être si
savant pour les maladies de la peau, n'a pas été
plus heureux que les autres docteurs que Madame avoit consultés avant lui, et elle désespéroit
de pouvoir jamais guérir, quand, un jour qu'elle
avoit dessein de se purger, et que, vu le dégoût
invincible qu'elle a pour les médecines, elle usoit
préférablement à tout autre moyen purgatif du
Biscuit-Le-Pelletier, elle ouvrit un livre servant
d'ordonnances relatives à l'emploi dudit Biscuit;
le premier article qui frappa sa vue et fixa son
attention, fut celui intitulé: *Liniment Le Pel etier,
incomparable pour la guérison des dartres.* Madame le lut à la hâte; puis s'adressant à moi : Vite,
vite, Madame Rai..., n'importe le prix, allez me
chercher de ce liniment. — Quel liniment vou-

lez-vous dire ? — Quoi! vous ne voyez pas, ce liniment qui guérit les dartres. Allez vite, et revenez de même. — Comment, Madame, sans consulter ? ne craignez-vous pas.......... — Point d'observations, Madame Rai...; je préfère mourir à vivre davantage avec mon infirmité ..... .... Attendez, vous avez raison ; accompagnez-moi ; montons en voiture. Nous voilà chez M. Le Pelletier , médecin accoucheur et consultant. Il examine le mal de ma maîtresse, et lui dit que c'étoit peu de chose. — Comment! reprit ma maîtresse, qui suffoquoit de joie et d'espérance, un mal hideux dont je suis infirme depuis sept ans, est, dites-vous, peu de chose! — Oui, Madame, reprit froidement le médecin, c'est peu de chose : après quinze jours d'usage de mon liniment, vous serez de mon avis. — Ah! Monsieur, je crains fort que vous ne me flattiez. — Dans quinze jours vous ne serez pas entièrement guérie, mais vous serez assez bien pour n'avoir plus de dartres. Madame déposa quinze pièces d'or de 20 francs chaque sur le secrétaire du médecin, libéralité que je trouvai prématurée, et dont, en revenant, j'osai lui faire l'observation. — Va , ma bonne Rai..., si, comme j'en ai le pressentiment, je guéris, je te permets et t'ordonne même de me blâmer, si j'avois l'air d'oublier de t'en donner autant, en réjouissance de ce bonheur inattendu.

Ici M. Fir... interrompit Madame Rai... : Ah! Madame, si ce remède pouvoit aussi me guérir, que ne donnerois-je pas! Mais mes dartres ne sont pas de même nature : les médecins qui m'ont soigné m'ont assuré qu'elles viennent d'un vice héréditaire : conséquemment, il n'y a pas d'espoir pour moi. — Bah , répliqua Madame Rai... , ils vous ont dit cela parce qu'ils ne pouvoient vous guérir. Au surplus, à votre place, je ne voudrois pas mourir sans avoir employé le liniment Le Pelletier, au moins pendant quinze jours.

Ma maîtresse n'en a usé que six semaines pour en obtenir sa guérison radicale. — Vraiment, Madame, vous m'encouragez beaucoup, et pas plus tard que ce soir, je commencerai l'épreuve de ce remède.

M. Fir... tint parole : ce même jour il s'en frotta toutes les parties malades, et, chose remarquable, il s'abstint d'autant mieux de se déchirer à force de se gratter, que dès ce premier pansement la démangeaison fut supportable, et qu'elle cessa entièrement sous peu de jours. Son traitement a duré trois mois, et depuis sa guérison, sept années se sont écoulées, ayant repris avec la santé, de l'embonpoint, de la vigueur et de bonnes jambes.

### Recette du Liniment Le Pelletier, dit Fard de Vénus.

QUATRE substances principales, plus ou moins composées, entrent dans la confection de ce liniment, qui sont : la poudre n° 1, poudre n° 2, le muriate n° 3, et la graisse n° 4.

### Composition de la Poudre n° 1.

PRENEZ une marmite de cuivre bien propre, mettez-y une livre de squames d'astragale à gousses velues, de Hongrie (1); un litre de haricots blancs de Soissons, moulus; douze litres d'eau de rivière bien claire; mettez au feu; faites bouillir

---

(1) Ces squames ne se trouvent pas dans le commerce, ni chez aucun apothicaire. Ceux qui passent pour être les mieux assortis, ne manqueront pas d'affirmer faussement qu'ils en ont; c'est pourquoi le public est averti de se tenir en garde contre leur duperie.

L'auteur du présent ouvrage ne peut s'en procurer que par une voie unique et extraordinaire. De plus, à mesure qu'il en reçoit de Hongrie, il a le soin de défigurer cette plante, afin de la rendre méconnoissable, conformément à ses desseins, que l'on trouvera exprimés dans sa déclaration particulière, exposée ci-après, page 70.

pendant deux heures, ayant soin de remuer avec une spatule de bois. Après deux heures d'ébullition, retirez la marmite, mettez-la à l'écart; laissez-la en repos pendant dix minutes; alors décantez la liqueur qui surnage le marc dans un autre vase, ayant soin de ne pas trop agiter, pour éviter de vider le dépôt; versez cette décoction peu à peu sur une toile fixée sur un carrelet, pour la filtrer et en séparer le marc, que vous laisserez égoutter à consistance de fromage à la crême; enlevez-le de dessus le filtre avec une cuillère d'argent, et l'étendrez sur plusieurs assiettes, que vous recouvrirez de papier blanc pour l'abriter de la poussière; achevez de le sécher dans une étuve, et le broyez sur une pierre, puis conservez cette poudre dans un bocal.

*Composition de la Poudre n° 2.*

METTEZ au feu douze litres d'eau de rivière qui soit bien claire, dans une marmite de cuivre bien propre; quand l'eau est en ébullition, versez-y peu à peu quatre onces de cochenille moulue dans un moulin uniquement destiné à cet usage, et remuez le mélange avec une spatule de bois propre; laissez bouillir une demi-heure, et ajoutez ensuite la lessive alcaline qui suit:

Faites bouillir un gros dix-huit grains de cendre de soude dans un demi-setier d'eau; après dix minutes d'ébullition, filtrez la liqueur; après l'avoir versée sur la première décoction encore bouillante, laissez sur le feu prendre neuf à dix bouillons; retirez la marmite et mettez-la à l'écart; placez un morceau de bois sous son fond, pour la tenir un peu inclinée sur le devant; alors ajoutez-y deux gros de sulfate d'alumine pulvérisé et passé au tamis; remuez la liqueur avec la spatule, pour faciliter la dissolution du sel, et laissez le tout en repos pendant vingt-cinq minutes. Décantez alors la liqueur qui surnage le marc dans une seconde marmite qui soit bien nette, ayant soin de ne point trop agiter, pour éviter de vider le dépôt; battez bien un moyen blanc d'œuf avec un poisson d'eau de rivière, que vous verserez dans la liqueur en remuant bien le tout avec une seconde spatule propre; placez la marmite sur le feu, et la chauffez jusqu'à ce qu'elle commence à bouillir; retirez la marmite, et la mettez à l'écart, comme la précédente; laissez déposer l'espace de trente minutes; décantez la liqueur jusqu'à ce que vous aperceviez le marc au fond de la marmite, qui aura la consistance d'une bouillie claire; versez ce marc dans un vase de faïence propre; jetez-le sur une toile fixée sur un carrelet, pour le faire égoutter, observant de repasser plusieurs fois la liqueur sur le filtre, jusqu'à ce qu'elle passe claire. Le marc égoutté à consistance de fromage à la crème, enlevez-le de dessus le filtre avec une cuillère d'argent, et l'étendez sur une assiette de faïence que vous recouvrirez d'un papier blanc, pour le mettre à l'abri de la poussière; achevez de le sécher dans une étuve, et le porphirisez, puis le conservez dans un bocal.

### *Substance n° 3.*

C'EST le sucre ou le muriate *d'astragalus escapatus Hungraria.* On n'en expose pas ici le *modus faciendi*, parce que ce seroit chose fastidieuse et inutile pour la plupart des lecteurs. (*Voyez ma Déclaration*, pag. 70.)

### *Substance n° 4.*

IL n'est ici question que de la panse de porc mâle et fraîche.

On la coupe en petits morceaux pour la faire fondre dans un vase de faïence, à feu très-doux;

puis on la passe toute chaude à travers un linge propre au moment de l'employer.

Maintenant il ne reste plus qu'à donner les doses proportionnelles des quatre substances sus-décrites, pour en composer le liniment. En voici la recette :

℞     Poudre n° 2................3 ß

      Muriate n° 3............ℨ II.

Mêlez, puis ajoutez :

      Poudre n° 1...............ℨ II.

Mêlez, puis ajoutez peu à peu :

      Graisse n° 4..............℔ ß.

Continuez de broyer dans un mortier de marbre, avec un pilon de verre ou de marbre, jusqu'à ce que le liniment soit froid, et conservez-le dans un pot de faïence coiffé de son couvercle.

## DES FLEURS BLANCHES,

### DU SQUIRRHE, ET DE L'ULCÈRE DE LA MATRICE.

LES personnes du sexe féminin, et ceux qui s'intéressent à cette aimable portion du genre humain, doivent être prévenus que les fleurs blanches surabondantes, ou les écoulemens de mauvaise qualité, faute d'y remédier, donnent lieu à la fluxion opiniâtre, à l'endurcissement squirrheux, et à l'ulcère de la matrice, quand ces écoulemens ne sont déjà l'effet subséquent de la fluxion de l'utérus, etc., lorsque trop tardivement on y fait attention, et qu'on désire d'y porter du remède.

Un traitement rationnel de l'engorgement ou fluxion primitive de la matrice, compliqué de fleurs blanches surabondantes, etc., donne l'espérance de prévenir la formation du squirrhe, et subséquemment, de l'ulcère de la matrice : mais, quand le squirrhe existe, la guérison se fait plus long-temps attendre, et ne couronne pas constamment de succès, les soins et les tentatives dirigés vers ce but; encore faut-il prendre garde d'irriter le squirrhe par un traitement contraire, attendu que ce mal chronique reste assez souvent stationnaire, sans faire souffrir, et n'empêche pas de vivre long-temps, parce que la mort qui, tôt ou tard, doit irrévocablement mettre un terme à l'existence du corps, a lieu par toute autre cause : enfin, lorsque l'ulcère existe, on en guérit rarement. Dans ce cas déplorable, l'art offre encore des consolations, en calmant les souffrances de ce mal rongeur, et en arrêtant temporairement ses funestes progrès.

Pour obvier aux dangers résultans de la négligence des précautions et des soins qu'exigent les fleurs blanches surabondantes, et les écoulemens de mauvaise qualité, on aura recours, sans trop tarder, au dépuratif suprême, modifié expressément pour les maux sus-dénommés selon la méthode salutaire de l'auteur de cet article. (Voyez, page 24, *Remarques essentielles.*)

*Ordonnance concernant la manière d'employer le Rob Balsamique dépuratoire.*

Ce Rob, durant le repos, laisse surnager un corps gras, ce qui oblige à chaque fois et au moment d'en prendre, de le ballotter vivement dans la bouteille qui le renferme, afin d'en mêler toutes les parties. La dose varie : on suit à cet égard, l'ordonnance spéciale du médecin, mais en général, on en use deux fois par jour, savoir : le matin et le soir.

La dose du matin, prise suivant la commodité et au choix du malade, soit à jeun ou entre le déjeuné et le dîné, est une bonne demi-cuillerée à bouche, délayée dans un poisson d'eau tiède ou froide. On l'avalera d'un trait, et sitôt après on se rincera la bouche avec un verre d'eau sucrée ( qu'on aura eu soin de préparer d'avance ), et qu'on boira par-dessus.

La dose du soir se prend l'après-midi, entre le dîné et le soupé, ou le soir au moment de se coucher; cette dose est les trois quarts d'une cuillerée à bouche, mêlée comme la dose du matin, dans un poisson d'eau chaude, se rinçant ensuite la bouche avec un verre d'eau sucrée qu'on boit par-dessus.

## THÉ ÉCLECTIQUE,

### OU CHOIX ET COMBINAISONS DES PLANTES LES PLUS EFFICACES POUR LA SANTÉ.

LES personnes qui savent apprécier le Thé Eclectique du médecin Le Pelletier, ont judicieusement remarqué qu'il est bien différent de celui appelé vulgairement Vulnéraire, parce que dans le Thé Eclectique, il entre des plantes d'un prix et de vertus supérieurs sous tous les rapports; qu'il est mieux soigné, et qu'il offre à la vue comme au goût un tout plus agréable, plus délicat, plus efficace, qui le fait généralement rechercher et préférer.

Ce Thé délaie et rafraîchit le sang, facilite la circulation, purifie les humeurs, résout les obstructions, calme les maux de nerfs, dissipe les vapeurs, les migraines; chasse les vents, les glaires et la bile; modère les fleurs blanches; fortifie l'estomac, et réveille l'appétit, etc. La dose est une forte pincée infusée dans une tasse d'eau bouillante; on passe à clair, et l'on y ajoute à volonté du sucre, du miel, ou du sirop d'orgeat. On en prend une tasse le matin et autant le soir, tant que dure l'indisposition qui exige son usage. Le Thé Eclectique sert aussi de tisane générale, et pour se préparer à la purgation : alors on le fait plus léger, et, par économie, on peut remplacer le sucre par un peu de bois de réglisse qu'on fait bouillir deux minutes avec l'eau, avant de mettre infuser le Thé.

Un grand nombre de personnes ont recours au Thé Eclectique, par précaution, de temps à autre, durant dix à quinze jours de suite; autrement, on en use journellement suivant le besoin.

Les personnes qui sont sujettes aux migraines, se trouveront bien de respirer la vapeur du Thé Eclectique pendant qu'il infuse et qu'il est trop chaud pour le boire. On se placera pour cet effet, sous une grande nappe pour concentrer la vapeur autour de soi, de sorte à la diriger vers les narines et la bouche. On usera de ces bains vaporeux deux fois par jour; chaque fois durant vingt minutes. Quand le Thé n'est plus que tiède, on le coule à clair, et on le sucre bien pour le boire aussitôt.

## Pommade ophthalmique contre les maux d'yeux.

L'USAGE de cette pommade rafraîchit et fortifie la vue; elle remédie à tous les maux d'yeux qui sont susceptibles de guérison, et qui, tels que la fistule lacrymale et la cataracte, n'exigent pas le secours de l'opération, etc.

On en graisse légèrement et extérieurement les paupières jusqu'au bord des cils, sans en introduire dans l'œil, une fois le soir en se couchant, et de même le matin en se levant; et, au lieu de se servir d'eau pour nettoyer les yeux, il faut les oindre avec du beurre frais ou de l'huile d'olive, puis essuyer doucement avec un linge.

## Spécifiques emménagogues, ou Remède contre la suppression des règles.

Le beau sexe connoît assez les conséquences fâcheuses qui résultent de la suppression de cette évacuation périodique, pour nous dispenser de nous étendre à ce sujet.

Dans ce cas, comme pour tous ceux qui ont rapport à la santé, on pourra s'adresser à M. Le Pelletier, médecin, en son cabinet de consultation, rue des Prouvaires, n° 4, à Paris. (Voyez *Remarques essentielles*, page 24.)

## DÉCLARATION.

Je, soussigné, Michel-Pierre Le Pelletier, ancien chirurgien, médecin accoucheur et consultant, domicilié à Paris, rue des Prouvaires, n° 4, voulant garantir le public d'être dupe et victime de la fraude des contrefacteurs, tant de ceux qui se disent maintenant propriétaires de mes recettes que de ceux qui, plus tard, oseroient se servir de la même ruse, déclare qu'après mon décès mes seuls héritiers pourront se dire et s'annoncer co-propriétaires des FORMULES AUTOGRAPHES DES REMÈDES ET SPÉCIFIQUES dont je suis l'auteur, et qu'eux seuls ont par moi été initiés et rendus adeptes, afin qu'ils puissent exclusivement en comprendre la rédaction, que je veux tenir secrète pour toute autre personne, entre les mains desquelles mesdites recettes pourroient fortuitement arriver; ayant en outre pris les plus grands soins d'envelopper le travail de la confection des susdits *Remèdes* et *Spécifiques*, de formalités et de restrictions qui en ont rendu le mode de fabrication et la proportion des élémens qui les constituent, incompréhensibles aux apothicaires, qui, partiellement et isolément, ont coopéré au manuel de quelques-unes des substances médicamenteuses qui entrent dans leur composition.

En vertu de quoi j'ai fait, signé, livré à l'impression et publié la présente déclaration, à Paris, le 25 mars 1820.

M. P. LE PELLETIER, *médecin.*

## *Remarque.*

CETTE réserve mystérieuse m'a été suggérée il y a vingt-cinq ans, au moment où je me suis aperçu des menées des misérables qui ont pris à tâche de surprendre et spolier mes recettes, par suite de honteuses dénonciations, pour s'introduire et violer impunément mon domicile, sous la perfide et fausse imputation que j'exerçois sans titres, et contrevenois aux réglemens concernant la médecine et la pharmacie (1). (*Voyez ci-devant, page 10 et suivantes, Appel au Conseil d'Etat, à la Chambre des Pairs et à celle des Députés.*)

---

(1) A l'approche de soixante et deux ans, je compte aujourd'hui cinquante années de ma vie consacrées tant à l'étude qu'à la pratique de l'art de guérir; il y a trente-neuf ans que j'exerce avec le titre de chirurgien, et vingt-sept ans que je me trouve établi à Paris, lieu de ma naissance.

Le diplôme de chirurgien m'a été délivré le 18 juillet 1781; depuis, le même titre de chirurgien m'a été confirmé en exécution de l'article 22 de la loi du 19 ventose an XI, relatif à l'exercice de la médecine.

J'ai été en conséquence enregistré au secrétariat de la préfecture du département de la Seine, sous le n° 440, le 16 messidor an XII; au greffe du tribunal de 1re instance, le 29 messidor an XII; et inscrit sur la liste des anciens chirurgiens du département de la Seine, dressée à la préfecture dudit département, et publiée le 13 vendémiaire an XIII. ( *L'exposé de cette note est positif et facile à vérifier.* )

# IMPRUDENCE ET MALHEUR

# DE FRANÇOISE L***.

### ANECDOTE MÉDICALE.

Dans le courant de l'an VI de la république française, le nommé B. J. H***, que nous appellerons simplement Joseph, d'un physique agréable, cachant sous les dehors de la douceur un caractère dissimulé, fit rencontre à Paris de l'aimable Françoise L***. Tous deux avoient reçu le jour dans le même pays, se connoissoient réciproquement, ainsi que les parens dont ils étoient issus. Cette rencontre inopinée fut pour eux une fête, et la source d'un rapprochement facile à concevoir, si l'on remarque qu'ils étoient libres et dans l'âge de la fermentation des sens, où l'on prend aisément l'impulsion des passions naissantes pour les conseils de la raison : et si l'on considère en même temps que Françoise, rendue à Paris pour y faire valoir son savoir à l'aiguille, éprouvoit que, dans cette capitale, de bonnes intentions et des talens sans recommandation, n'y font pas toujours faire fortune, c'est dire assez qu'elle étoit alors sans occupation et dans la nécessité.

Que la vertu d'une jeune fille coure de danger quand, éloignée de la direction paternelle, elle est mue par l'empire des circonstances et du besoin, et que, sans connoissance du cœur humain, elle croit retrouver un protecteur, un soutien dans la personne qu'elle adopte et préfère ! Dans son inexpérience, elle est loin de soupçonner dans l'objet que sa passion lui montre sous un aspect charmant, les vues ultérieures et basses qui le dirigent ; elle ne voit pas que l'apparente générosité de son feint ami est un prêt à grosse usure que lui fait un tigre qui, pour la leurrer, fait quelques instans pate de velours, afin de la déchirer et de la perdre quand il aura assouvi sur elle la brutalité de ses sens.

Françoise reçut donc de confiance les foibles secours qui lui furent donnés par le séducteur Joseph, dont le prix devoit être incessamment le sacrifice de sa personne au plus perfide des hommes. Mais, avant d'aller plus loin, nous déclarons, pour l'honneur de cette imprudente fille, qu'elle n'avoit pu se défendre d'aimer celui que, dans son erreur, elle estimoit comme un loyal bienfaiteur, et qu'elle ne se rendit entièrement aux désirs de ce corrupteur, qu'en considération de la promesse qu'il lui fit, sur son honneur, de l'épouser. L'innocente! elle ignoroit qu'il existe des hommes assez pervers, assez vils pour n'avoir de l'honneur que le mot, dont ils se servent adroitement pour tromper et perdre impitoyablement les âmes pures que la bonne foi rend leurs dupes. Joseph, en feignant de vouloir s'engager avec Françoise, n'étoit qu'un caméléon cachant sous une nuance attrayante les vues ordurières qu'il avoit de satisfaire la lubricité de son tempérament vicieux sur une créature neuve pour la jouissance.

Ils prirent domicile rue des Fossés-Monsieur-le-Prince; et, pour éluder la censure de leur conduite licencieuse, ils insinuèrent dans le voisinage qu'ils étoient mariés.

Ce commerce d'intrigue amoureuse produisit bientôt un effet physique bien naturel. Voilà donc Françoise enceinte, qui, loin de s'alarmer de son nouvel état, n'aperçoit dans sa grossesse qu'un garant certain de l'attachement de son amant, et de son futur bonheur, par la confiance aveugle qu'elle donnoit aux promesses de son séducteur. Elle approchoit du terme de sa grossesse; cependant Joseph ne s'occupoit aucunement des soins prévoyans relatifs à la prochaine naissance du fruit de ses amours. Françoise, qui n'avoit par elle-même aucunes facultés, puisqu'elle vivoit comme un oiseau en cage qu'un maître alimente au jour le jour, prenant cette insouciance pour l'effet d'une ignorance involontaire, crut devoir éveiller son attention sur cet objet. Voici quel en fut le résultat.

C'étoit dans les premiers jours de prairial, an VII de la république française, que Joseph s'adressa à M<sup>me</sup> L***, sage-femme. Il lui dit que des raisons particulières l'empêchoient de reconnoître l'enfant qu'il avoit fait à M<sup>lle</sup> Françoise, laquelle, dans le quartier de sa résidence, passoit pour être son épouse, quoique, dans le fait, elle ne fût que sa prétendue : que néanmoins il exigeoit que l'enfant qu'elle mettroit au monde soit déclaré à l'insu de sa mère, père inconnu, et qu'au sortir des bureaux de l'état civil, on le porteroit aux Enfans de la Patrie, en faisant accroire à l'accouchée, ainsi qu'aux voisins, qu'on l'avoit confié à une bonne nourrice, laquelle s'étoit aussitôt mise en route pour retourner dans son village, etc.

Nous observons ici, pour ceux qui l'ignorent, que les sages-femmes, comme les accoucheurs, sont obligés de fermer les yeux sur les soi-disantes raisons des pères dénaturés qui disent en avoir pour abandonner leurs enfans : car si ces parens malintentionnés ne trouvoient pas cette tolérance politique, propre à cacher la noirceur de leur âme, dans le délire barbare de leur imagination, ils détruiroient de leurs mains les innocentes créatures qu'ils consentent à laisser vivre, pourvu qu'ils n'en aient pas de charge, et qu'ils se croient à l'abri de leurs recherches futures, à l'effet de connoître ceux qui leur ont donné le jour. Ainsi donc la sage-femme, à laquelle Joseph s'adressoit, dut consentir de se prêter à ses abominables desseins.

Peu de jours après cet arrangement, cette sage-femme fit une visite à Françoise, pour l'avertir qu'elle alloit faire une absence de plusieurs mois, mais que son époux, célèbre médecin-accoucheur, la suppléeroit près des dames qui voudroient accueillir ses services. Françoise, pour s'être livrée uniquement, par préférence d'estime et d'amour à l'homme qui lui avoit juré foi conjugale, n'é-toit pas pour cela une fille abandonnée et sans pudeur ; mais sa pudeur n'étoit pas hypocrite. Elle étoit naturellement assez sage pour n'avoir pas besoin d'imiter ces femmes dévergondées qui, pour paroître chastes aux yeux de ceux qu'elles trompent, affectent une répugnance invincible à se servir d'un accoucheur. Françoise ne prit aucun souci de la circonstance du départ de la sage-femme, qui la mettoit en quelque sorte dans l'obligation de se servir d'un homme en sa place; car quelques jours après ( dans la matinée du 17 prairial) elle se présenta chez ledit médecin, pour le prier de lui donner ses bons offices en l'absence de son épouse.

Une chose essentielle à remarquer ici, à cause de la grande influence qu'elle eut sur les événemens suivans, c'est la déclaration que Françoise fit ce jour même au médecin, que l'avant-veille ( c'étoit le 15 du même mois ) elle s'étoit réveillée en sursaut, pénétrée d'une grande frayeur dont elle avoit ressenti une vive émotion durant plusieurs heures de suite. Voici le fait qui lui avoit occasionné ce trouble extraordinaire.

Cette aimable fille s'étoit aperçue en songe couchée dans son lit, et voyant un gros chien furibond s'élançant de l'intérieur de la chambre sur elle pour la dévorer!..... Depuis ce moment, ajouta-t-elle, je ne sens plus remuer l'enfant que je porte : d'ailleurs je me crois maintenant à terme pour accoucher; en outre, j'ai des maux de tête continuels et de fréquens étourdissemens, ce qui me fait penser qu'une saignée me seroit nécessaire : je suis à jeun, et disposée à subir cette opération, si, comme moi, vous la croyez utile.

Vu l'état et les raisons allégués par Françoise, l'opération qu'elle sollicitoit lui fut faite sur-le-champ. Vingt jours s'écoulèrent après, sans offrir rien de remarquable, quand, le 8 messidor suivant, à quatre heures du matin, Joseph se présenta chez le médecin-accoucheur dont nous avons parlé, pour l'inviter à se rendre sans délai près de son épouse (c'est ainsi qu'il la qualifia), qu'il disoit être en travail d'enfantement.

Le médecin, parvenu au lit de Françoise, reçut de nouveau sa déclaration que, depuis l'époque du rêve sinistre dont, vingt jours avant, elle lui avoit parlé, elle n'avoit plus senti son enfant se mouvoir, ce qui lui faisoit présumer qu'il étoit mort dans son sein, par suite de la vive impression de la grande frayeur qu'elle avoit alors éprouvée. Des douleurs précurseurs de l'accouchement interrompirent le cours des remarques judicieuses de Françoise, qui engagèrent le médecin à vérifier l'état actuel où elle se trouvoit. Voici ce qu'il observa :

Elle avoit le tempérament sanguin et très-bilieux, les parties externes de la génération épaisses et dures, le museau de tanche effacé, offrant en dilatation un cercle de douze lignes de diamètre. Les membranes bomboient durant les contractions de l'utérus ; la tête de l'enfant, qui paroissoit très-volumineuse, étoit un peu engagée dans l'ellipse du détroit supérieur.

A huit heures du matin, la dilatation de l'orifice de la matrice étoit achevée ; alors les membranes se rompirent par l'effet d'une forte douleur, et laissèrent échapper un flot considérable d'eau corrompue, exhalant fort mauvaise odeur ; néanmoins, la tête de l'enfant resta dans la même position, et sans s'engager davantage durant le reste de la journée, ce qui fit présumer au médecin qu'elle étoit dans un état pathologique, ou d'une conformation contre nature, et de plus enclavée entre le pubis et le sacrum.

Sitôt après la rupture des membranes, les douleurs expultrices cessèrent, et furent remplacées par l'inertie de la matrice et des maux de reins permanens qui fatiguoient horriblement et infructueusement la patiente. Ainsi douze heures s'écoulèrent encore dans l'attente des ressources que pouvoit fournir la nature, et huit heures du soir venoient de se faire entendre, quand le médecin tenta de terminer par le secours du forceps. Joseph et deux voisins lui servirent d'aides. L'instrument fut appliqué comme d'usage, la branche mâle à gauche, la branche femelle à droite, l'une et l'autre répondantes aux symphises sacro-iliaques droites et gauches du bassin de la femme ; puis le médecin manœuvra en différens sens, mais sans succès, malgré la dextérité qui lui est familière, et, pour ne pas confondre les parties sexuelles, ni forcer inutilement son forceps, il le retira aussi légèrement qu'il l'avoit placé, pour, après un nouvel examen, le réintroduire, et tâcher d'en user plus efficacement. Cette seconde opération lui réussit aussi peu que la première, excepté cependant qu'il en recueillit la conviction que la tête de l'enfant étoit effectivement enclavée ( comme il l'avoit présumé dans le principe ) dans le diamètre antéro-postérieur du détroit supérieur, l'occiput répondant au pubis de la mère, et le front à la protubérance sacro-iliaque ; ce qui étoit un obstacle grave qui rendoit l'accouchement laborieux et contre nature. D'après cette connoissance, le médecin conçut dans le moment le dessein de refouler la tête dans la matrice pour aller à la recherche des pieds ; mais, considérant qu'une conformation vicieuse de la part de la mère échappée à ses précédentes recherches, ou une monstruosité du côté de l'enfant qu'il ne lui étoit pas possible de connoître d'avance, pourroient apporter des entraves à l'exécution de la manœuvre qu'il méditoit, il crut plus sage de prendre préalablement conseil de quelques praticiens célèbres. A cet effet, il demanda MM. Baudelocque et Dubois, professeurs distingués de l'Ecole de Médecine de Paris. Joseph s'étoit chargé d'aller chercher ces deux savans; mais il amena, au contraire, un jeune élève chirurgien nommé D***, lequel, après un léger examen, se borna à dire qu'il falloit attendre patiemment le renouvellement des douleurs, lesquelles, par la suite, suffiroient peut-être à la terminaison de l'accouchement, sauf, plus tard, d'aviser aux moyens qu'on jugeroit convenable de mettre en œuvre, ce qu'attendant, on n'administreroit que de l'eau sucrée et des bouillons légers ; puis se retira. Joseph sortit en même temps, et ne reparut que trois jours après.

Pourquoi, diront nos lecteurs, Joseph s'absenta-t-il durant trois mortelles journées, lorsque sa tendre Françoise est en péril pour l'amour de lui, dans le moment où sa présence seroit une marque d'attachement encourageante pour elle, et nécessaire sous plusieurs rapports?.... Seroit-ce l'excès de sa sensibilité qui l'égare? Son cœur trop ému ne peut-il davantage supporter les angoisses que lui imprime le tableau des peines déchirantes qu'endure l'objet chéri qui bientôt sera sa légitime épouse? car il le lui a promis, et elle en est digne par son attachement fidèle, la naïveté et la douceur de son caractère. Futur époux de Françoise, que fais-tu durant ces trois jours qui semblent trois siècles à celle qui ne trouve de charme à l'existence que lorsqu'elle te voit; qui ne respire que pour toi, que ton absence inquiète cruellement, et qui ne trouve de consolation à la déplorable position où ses complaisances pour toi l'ont réduite, qu'en pensant encore à toi, et en t'appelant des noms les plus tendres, que fais-tu donc enfin?

O étonnement! Joseph, le barbare Joseph, durant ce laps de temps, se rendoit joyeusement parjure, au mépris des droits naturels de la trop tendre et trop crédule Françoise, en donnant sa main, en conduisant à l'autel une autre maîtresse!! Quelle étoit donc cette autre maîtresse? Une fille subjuguée par les sens, méconnoissant le prix de sa liberté, du calme innocent et délicieux qu'elle goûtoit chez un oncle bienfaisant, depuis qu'elle avoit perdu ses père et mère. Sacrifiant légèrement son état de bien-être pour satisfaire un caprice inconsidéré, en s'unissant à cet homme vénal, à ce perfide Joseph, qui ne s'engageoit à elle que parce qu'il convoitoit la dot qu'elle tenoit de la générosité de son oncle, dont il ne pouvoit s'approprier la valeur sans l'expédient du mariage.

Après ses noces, Joseph se ressouvint, non sans un grand déplaisir, de l'existence de Françoise, et, au travers des noirs projets qu'il méditoit, il crut ne pouvoir se dispenser de retourner près d'elle. Il dissimula les motifs de son absence (et c'étoit alors ce qu'il pouvoit faire de mieux); il dit à cette infortunée que les obligations de sa profession l'avoient retenu.

Pendant quelques jours encore, semblables mensonges excusèrent pareillement ses autres absences : ses visites étoient courtes, et ne se répétoient que de quatre à cinq jours; encore s'en lassa-t-il promptement, ce qui le décida de s'en affranchir inopinément, non pas qu'il considérât qu'un commerce d'amour devenoit moralement incompatible avec l'engagement du mariage qu'il venoit de contracter, mais parce qu'il ne voyoit dans Françoise qu'une charge sans appas dont il vouloit au plus tôt se débarrasser, n'importe comment. On n'apprendra pas sans indignation de

quelle manière abominable il remplit son dessein ;
mais l'ordre exige que nous remontions à l'époque
où le médecin ayant demandé le concours de
quelques praticiens distingués, on lui avoit amené
un jeune élève en chirurgie qui, sans opiner sur
l'état actuel de Françoise, a donné un avis échap-
patoire : on se rappelle que c'étoit le 8 messidor,
à huit heures du soir. Le médecin n'avoit pas
quitté Françoise depuis quatre heures du matin ;
il prolongea cette station jusqu'au lendemain,
trois heures du matin. Ce courageux médecin
revint le 9, à midi. Françoise n'avoit pu clore la
paupière un seul instant, tourmentée qu'elle étoit
de maux de reins continuels. Son pouls étoit
fébrile ; un suintement purulent d'une odeur
infecte motiva la prescription des injections
émollientes portées dans le vagin. De temps à
autre, des exhalaisons putrides, cadavéreuses,
empoisonnoient l'air de la chambre, et obligè-
rent à tenir constamment portes et fenêtres en-
tr'ouvertes, pour établir un courant d'air purifi-
cateur, sans lequel il eût été impossible de rester
près de la patiente. On atteignit ainsi la journée
du 10, dès le matin de laquelle recommença une
nouvelle et longue station pour notre compatis-
sant médecin, qui fut alternativement en surveillance ou occupé près de Françoise jusqu'au milieu de la nuit suivante ; assiduité assurément
bien honorable de la part de cet homme géné-
reux, qui sacrifioit au secours de cette infortunée
des occupations moins désagréables et plus lucra-
tives ; car il est d'expérience vulgaire que les
travaux les plus pénibles ne sont pas ceux qui
sont les mieux récompensés.

Vers les huit heures du matin du susdit jour,
les douleurs de reins, qui, depuis cinquante
heures consécutives, accabloient la patiente,
cessèrent ; mais elles furent suivies et remplacées
par un sentiment de gêne et de pesanteur incom-

mode sur le rectum, lequel, ainsi que le vagin, étoit engorgé, et dans un état de tension considérable. Le ventre s'étoit beaucoup accru, sans être pour cela douloureux. En portant la main sur la région abdominale, on y remarquoit parfois des mouvemens intérieurs occasionnés par des vents raréfiés. Depuis trente-six heures, les urines n'avoient point pris de cours : pour quoi le médecin, avec le secours du cathéter, vida la vessie d'une urine bourbeuse et rouge ; ensuite la malade, dans le dessein de suppléer à l'absence des contractions de l'utérus, fit des efforts incroyables durant plusieurs heures, mais qui restèrent sans effet. Cependant le médecin, qui la voyoit si courageuse, crut devoir tirer parti de cette circonstance pour appliquer, cette fois, une seule branche du forceps, dont il se servit comme d'un levier, à l'effet de désenclaver la tête de l'enfant, qui, par ce moyen, s'ébranla, fut en effet désenclavée, et descendit presque en totalité dans le vagin, fit bomber les grandes lèvres, le périnée et l'intestin rectum d'une manière extraordinaire.

Le médecin avoit lieu de penser que le succès de sa dernière opération mettoit la nature en disposition de terminer l'accouchement; il dut donc encore attendre. Dix heures s'écoulèrent dans cet état de choses, durant lesquelles l'inertie de la matrice persévéra. La malade tomboit dans un abattement et un découragement alarmant; sa tête s'embarrassoit, et son pouls étoit convulsif, ce qui détermina le médecin à proposer la réapplication du forceps comme une ressource d'autant plus sûre alors, que la tête de l'enfant étoit désenclavée par l'effet de la dernière opération, dont, à la vérité, le succès avoit été favorisé par la fonte et la mollesse survenue aux parties, qui, d'abord, avoient porté obstacle tellement, que la tête étant enfin parvenue dans une situation qui donnoit aux manœuvres chirurgicales un pouvoir certain, l'accouchement alloit être infailliblement terminé.

Il étoit dix heures du soir; Françoise, qui donnoit à son médecin une confiance sans bornes, et les voisins spectateurs, qui désiroient autant qu'elle la fin de cette scène affligeante, se prêtèrent, d'un concert unanime, à son avis. En conséquence, la malade fut disposée convenablement; deux voisins servirent d'aides, puis le médecin opéra, à la satisfaction de tous. Cependant, il est encore à remarquer ici que la tête de l'enfant, d'un volume monstrueux, amené et parvenu hors des parties sexuelles, avoit le col allongé dans l'étendue du vagin, tandis que ses épaules étoient situées transversalement au-dessus du détroit supérieur dans la matrice, et ce ne fut pas sans difficulté que cet enfant fut extrait du sein de sa mère, parce qu'en outre il étoit si gros et si grand, qu'il présentoit l'aspect d'un enfant âgé de dix-huit mois; d'ailleurs dans un état de putréfaction si complète, que toute la surface de son corps étoit verte, gangrenée, et que le froissement qu'il éprouva au passage lui avoit dépouillé tout l'épiderme; preuve évidente qu'il s'étoit écoulé plusieurs semaines depuis que cet enfant avoit perdu la vie dans le ventre de sa mère, et il nous paroît incontestable que cet accident doit dater de l'époque où le violent effet d'un songe effrayant montroit à Françoise un gros chien furibond s'élançant sur elle pour la dévorer, lui avoit imprimé une si grande terreur, que plusieurs heures de réveil ne purent dissiper entièrement : fait arrivé vingt-deux jours avant la délivrance. En outre, on se souvient que depuis Françoise avoit maintes fois manifesté ses inquiétudes de ne plus sentir remuer son enfant. Sa mort ne peut donc, en aucunes manières, être attribuée aux manœuvres chirurgicales du médecin qui l'a reçu, dont, d'ailleurs, on connoît l'habileté et la juste célébrité ; pourtant elle fut dans la suite le prétexte des injures que le fourbe Joseph substitua aux honoraires dus aux longues et laborieuses stations, et pour trente-huit visites faites à Françoise par ledit médecin.

Nous avons vu qu'après bien des accidens, Françoise a mis au monde un enfant mort-né. Dégagée de ce hideux fardeau, il fallut donner à la matrice le temps de revenir sur elle-même, avant d'opérer la délivrance; c'est ce que fit le médecin : alors il trouva le placenta tellement adhérent, qu'il fut obligé de l'aller prendre dans l'utérus, après l'avoir décollé selon les préceptes de l'art.

Trois heures après l'extraction de l'arrière-faix, un sentiment de fièvre bilieuse putride continu s'empara de l'accouchée, et ne lui laissa aucun relâche durant les vingt jours suivans : pour quoi la malade fut réduite à l'usage de trois bouillons par jour, alternés par l'eau et le vin tièdes sucrés, et la décoction de demi-once de quinquina concassé, avec six grains de carbonate de potasse, ce qui fit cesser, le septième jour de la maladie, les redoublemens qui avoient lieu toutes les après-midi. Il n'y eut point de révolution laiteuse sensible aux mamelles; les lochies coulèrent médiocrement durant les sept jours qui suivirent l'accouchement ; elles étoient ichoreuses et putrides. Le vagin, les grandes lèvres et le périnée restoient très-engorgés, malgré la fréquence des lotions émollientes dirigées sur lesdites parties, etc. ; alors les lochies coulèrent davantage, et le dixième jour après l'accouchement, elles couloient abondamment; aussi les parties sexuelles se dégorgère t et reprirent insensiblement leur aspect ordinaire.

Le 30 messidor, répondant au vingtième jour après son accouchement, Françoise entra en convalescence; chaque jour ensuite elle alloit de mieux en mieux; quand, parvenue au 17 du mois de thermidor suivant, trente-sept jours après son accouchement, et vu son état de bien-être qui ne demandoit plus que quelques attentions dans le régime de vivre, son médecin, disposé à lui annoncer sa dernière visite pour le surlendemain, fut bien étonné, en arrivant au domicile de Françoise, de trouver porte close, et d'apprendre par les voisins que le méchant Joseph, sous prétexte qu'il ne pouvoit plus long-temps satisfaire aux frais et aux besoins de sa convalescence, avoit eu la cruauté de la faire conduire à l'Hôtel-Dieu, dans la matinée du susdit jour.

Nous avons appris depuis que cette infortunée étoit à peine reléguée dans cet asile de charité, que des voisins maladroitement officieux l'avoient indiscrètement instruite que son soi disant ami Joseph, pendant qu'elle étoit en travail d'enfantement, avoit épousé la personne dont nous avons parlé plus haut, et qu'avec l'argent provenant de sa dot, il étoit établi marchand de cuir, rue de la V......., n° 102. Nous avons encore appris que cet homme sans conscience, voulant accroître son établissement aux dépens d'autrui, se vit bientôt accablé de dettes, et journellement tourmenté par ses créanciers, et que cette découverte décida le marchand tapissier, principal locataire de la maison où il occupoit une boutique, de lui refuser l'extension qu'il vouloit avoir, en ajoutant à ses charges celles de la boutique adjacente et autres parties de logement. Joseph, piqué de ce refus, prit congé de là pour aller demeurer dans la rue Aubry-le-Boucher, où, peu de temps après, il laissa les clés sous la porte.

Voilà comme la Providence, pour humilier davantage les méchans, leur accorde quelquefois des succès éphémères, se réservant de les trainer ensuite d'infortune en infortune pour leur faire expier longuement le mal qu'ils ont fait. Mais revenons à la bonne et trop sensible Françoise. L'éclaircissement qu'elle reçut de la noire trahison de son parjure amant dut être pour elle le trait de la mort. En effet, le profond chagrin qu'elle en conçut la lui fit envisager comme le seul réfuge où elle devoit aller cacher sa honte, et trouver le terme unique de ses peines. Enfin, ce fut le 8 ou le 9 fructidor de l'an VII de la république française, cinquante-huit jours après son accouchement, qu'elle rendit son âme à la nature, et fut enfouie dans la nuit des tombeaux.

O vous, brillante et intéressante portion du genre humain, innocentes et jeunes beautés, faites pour l'ornement et la gloire du monde, considérez les angoisses et les maux auxquels vous exposeroient les effets d'une imprévoyante conduite. Pour vous en garantir, écartez la présomption, qui veut envahir votre esprit inexpérimenté et crédule. Votre destination est de savourer la félicité, en faisant, d'accord avec l'honneur, par un choix distingué, le charme de la vie d'un galant homme. Mais, prenez-y garde ! votre bonheur dépend de ce choix, auquel vous ne sauriez employer trop de circonspection. Surtout, défiez-vous de ces hommes caméléons qui, prodigues en promesses, exigent préalablement de votre foiblesse la rose virginale ; car si vous cédez à l'appât d'un bonheur chimérique, vous le verrez aussitôt disparoître tel que les vapeurs d'un vain songe, pour vous laisser, comme Françoise, en proie à l'état le plus déplorable, et attirer sur vous une fin odieuse et prématurée !

#### REMÈDES FACILES ET SURS CONTRE LA GALE.

Un article sur la gale, inséré dans le tome XVII du Dictionnaire des Sciences Médicales, par M. Fournier, docteur-médecin, réunit ce qu'il y a d'important à connoître sur cette maladie si dégoûtante, si incommode, et si fréquente, comme le dit avec raison, l'estimable auteur précité, duquel nous empruntons la substance du présent extrait, parce qu'on ne sauroit trop souvent reproduire les bons procédés à l'attention publique.

Il est maintenant reconnu qu'un insecte, nommé Sarcopte, est la cause de la gale, et que la malpropreté le fait pulluler rapidement. Le moyen de guérir cette vilaine maladie, consiste à faire promptement mourir le Sarcopte : ce traitement n'exige aucune sujétion, aucun régime; donc, toutes les fois qu'un sujet est atteint de la gale, quelle que soit son ancienneté, l'application des moyens anti-psoriques, externes, sera le seul traitement rationnel. Pour cet effet, nous adoptons deux moyens qui réunissent à la simplicité, l'efficacité la mieux prouvée par l'expérience : 1°. la pommade extemporanée de M. Pyhorel; 2°. l'Eau anti-psorique de M. Dupuytren.

### Pommade contre la gale.

Le galeux mettra dans la paume de sa main, un demi-gros de sulfure de chaux, dont il fait extemporanément une pommade, au moyen de l'addition de quelques gouttes d'huile d'olive. Le malade se frotte les mains avec ce mélange durant six à sept minutes, puis se met au lit.

On fait deux frictions par jour, une le matin et une le soir. Huit à seize frictions suffisent pour la guérison. Au moment de faire la friction, il faut préalablement se laver les mains et les poignets avec de l'eau chaude et du savon.

*Eau anti-psorique.*

Eau commune, une livre et demie.
Sulfate de potasse, quatre onces.
Acide sulfurique, demi-once.

La préparation doit être faite en plein air, dans un vase de terre ou de faïence. On commence par dissoudre le sulfure de potasse dans l'eau ; on ajoute ensuite, par degrés, l'acide sulfurique, en agitant le mélange avec un morceau de bois : on renferme cette dissolution dans une bouteille qu'on bouche exactement avec du liége.

La quantité qui vient d'être indiquée est souvent plus que suffisante pour opérer la guérison d'un galeux ; nulle préparation ne précède ni n'accompagne l'emploi de ce remède, il n'exige même pas un bain pour les gales simples. Cependant, lorsque la maladie est ancienne, très-étendue, caractérisée par des croûtes épaisses, un ou deux bains tièdes ne peuvent que disposer favorablement la peau à l'action du médicament. Pour en faire usage, l'on agite la bouteille, et l'on verse deux ou trois onces de la solution dans une assiette creuse de terre ou de faïence ; le malade y plonge la main, et se frotte toutes les parties où se trouvent des pustules galeuses, jusqu'à ce que la dose de liqueur prescrite soit épuisée ; ces lotions se renouvellent deux fois par jour, et n'empêchent point le galeux de vaquer à ses occupations. Quatre, huit ou dix frictions suffisent pour la guérison des gales simples. On peut substituer avec un égal succès, le sulfure de soude, le sulfure de chaux, au sulfure de potasse.

Tous les objets qui ont servi au galeux, doivent être lessivés exactement, et les effets qui ne sont pas susceptibles d'être lessivés, doivent être désinfectés au moyen de la vapeur du soufre ; car, faute de ces soins, lesdits objets pourroient conserver quelques Sarcoptes, qui donneroient encore la gale aux personnes qui s'en serviroient.

# RÉPONSE,

## DE M. M. P. LE PELLETIER,

### ( *UNE FOIS POUR TOUTES,* )

### AUX AUTEURS DE LETTRES ANONYMES,

ET AUX AUTRES GENTILLESSES DES AMIS DÉTRACTEURS DE CE GENRE.

> « Le génie accueille le talent :
> » la nullité le calomnie. »
> MALTE-BRUN.

ON fait cas des assertions des censeurs honnêtes et instruits, qui se présentent ostensiblement, guidés des lumières de la raison, dans l'intention de concourir aux progrès des sciences, ou d'encourager et d'honorer les vertus et les talens; mais on dédaigne les insinuations des détracteurs éternels, des critiques malveillans, furibonds et lâches, qui se couvrent du voile de l'anonyme, pour exhaler impudemment leur envie, avec d'autant plus d'animosité, que ceux qu'ils attaquent, marquent et prospèrent davantage.

Misérables! vous ne voulez pas reconnoître dans les autres un mérite qui vous offusque, et vous croyez masquer votre honteuse infériorité, en dénigrant les œuvres et les personnes qui se distinguent par des vertus ou un talent inaccessibles à votre impéritie.

Effrénés censeurs, vos outrages sont appréciés, et n'empêchent pas l'homme probe et sensé d'agir constamment suivant l'impulsion de sa conscience, de ses lumières, et d'avoir sa récompense dans le plaisir ineffable que donnent la pratique du bien et l'estime des honnêtes gens (1).

---

(1) L'auteur ne reçoit que les objets et les lettres affranchis.